陈少东　赖鹏华　主编

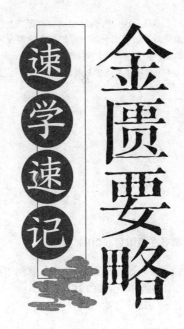

金匮要略

速学速记

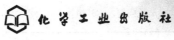 化学工业出版社

·北京·

本书以全国中医药行业高等教育"十三五"规划教材《金匮要略》为蓝本，精选原文，并做名词解释；图解示意以图表形式提炼要点，一目了然、便于记忆；解疑部分旨在解答学生的疑惑；拓展部分，旨在与伤寒论中相关内容做对比。

本书适用于高等中医院校本科生、研究生以及复习中医经典的临床中医师阅读。

图书在版编目（CIP）数据

金匮要略速学速记/陈少东，赖鹏华主编. —北京：化学工业出版社，2019.7

ISBN 978-7-122-34297-3

Ⅰ．①金… Ⅱ．①陈… ②赖… Ⅲ．①《金匮要略方论》-高等学校-教学参考资料 Ⅳ．①R222.3

中国版本图书馆 CIP 数据核字（2019）第 069412 号

责任编辑：戴小玲　　　　　　　　文字编辑：赵爱萍
责任校对：边　涛　　　　　　　　装帧设计：史利平

出版发行：化学工业出版社（北京市东城区青年湖南街13号　邮政编码100011）
印　　装：大厂聚鑫印刷有限责任公司
850mm×1168mm　1/32　印张9¼　字数210千字　2019年8月北京第1版第1次印刷

购书咨询：010-64518888　　售后服务：010-64518899
网　　址：http://www.cip.com.cn
凡购买本书，如有缺损质量问题，本社销售中心负责调换。

定　价：39.00元

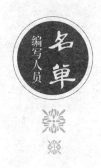

编写人员名单

主　编：陈少东　赖鹏华

副主编：彭　立　张绍良　梁惠卿　吕志刚

编　者：陈少东　赖鹏华　彭　立　张绍良　梁惠卿

　　　　周志佳　许玲夏　郭蓁萤　李晓英　武　渊

　　　　王梦缘　许诗霖　丁　杰　吕志刚　陈　平

　　　　杨青青　卢大为　高凉琴　王玉杰　杨艳苗

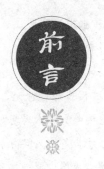

  《金匮要略》成书于东汉末年,是医圣张仲景所著《伤寒杂病论》的杂病部分,也是我国现存最早的诊治杂病的专著。《金匮要略》学术成就在于以整体观念为指导思想,以脏腑经络学说为辨证核心,建立了以病为纲、病证结合、辨证论治的杂病诊疗体系,创制了应用广泛、配伍严谨、疗效显著的杂病治疗方剂。因此,《金匮要略》既有中医基础学科特点,又有中医临床学科属性。

  实践证实,"读经典、做临床"作为造就中医临床大家的奠基石,研读经典著作《金匮要略》则是中医名家成长的必经之路。但由于《金匮要略》原文文字古奥、言简意赅,学习难度较大,为了帮助学习者执简驭繁,掌握其主要学术思想,我们结合临床实践与教学经验,撰写了《金匮要略速学速记》,希望为学习者提供些许帮助,以期强化中医辨证思维、拓展临床诊治思路、提高疑难病症诊疗水平。

  《金匮要略速学速记》选取《金匮要略》原书的第一篇至第二十二篇原文,共计398条条文。编写体例上,遵循"简要实用、易于理解、便于掌握"的原则。

  (1)遵从《金匮要略》原文条文顺序进行编排,还原仲景著作原貌。

  (2)名词解释模块,对原文艰涩难懂的词语作出简要解释。

（3）图文释义模块，采用直观明了、易学易懂的图文形式，避免叙述繁杂而造成学习者的困惑难解，从而帮助学习者快速理解、掌握原文含义。

（4）拓展模块，通过相关知识补充，进一步开拓学习者的思维广度，高效掌握《金匮要略》学术思想。

虽然我们极尽努力、力求完美，但由于水平有限，书中难免有疏漏之处，诚请同道谅解。谨愿以此书抛砖引玉，与大家共同学习探讨。

本书适用于高等中医院校本科生、研究生以及温习中医经典的临床中医师，同时有助于引导中医爱好者进入中医经典殿堂。

编 者
2018 年 11 月

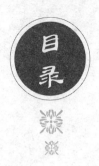

目录

Part 3

百合狐惑阴阳毒病脉证治 043

Part 6

血痹虚劳病脉证并治   074

Part 11

五脏风寒积聚病脉证并治 124

Part 13

消渴小便不利淋病脉证并治   **155**

Part 14

水气病脉证并治 162

Part 15

黄疸病脉证并治 180

Part 16

惊悸吐衄下血胸满瘀血病脉证治   191

Part 17

呕吐哕下利病脉证治   199

Part 18

疮痈肠痈浸淫病脉证并治 219

Part 21

妇人产后病脉证治   241

Part 22

妇人杂病脉证并治   252

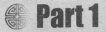

Part 1

脏腑经络先后病脉证

一、治未病的治疗法则

1. 原文图解及释义

| 高明的医生 | 未病的脏腑 |

问曰：上工治未病，何也？师曰：夫治未病者，见肝之病，

| 知晓肝病实证易传脾的规律 | 注意调理未病的脾 |

知肝传脾，当先实脾，

| 四季之末，农历的三、六、九、十二月之末十八天为脾土当令之时 | 技术一般的医生 |

四季脾旺不受邪，即勿补之。中工不晓相传，见肝之病，

| 没有调养脾 | 肝病传脾规律 |

不解实脾，惟治肝也。

酸入肝，肝虚
补之以本味

益用入脾之甘味意义有二：①补土
制水以助火；②制金防其侮肝木

夫肝之病，补用酸，助用焦苦，益用甘味之药调之。酸入肝，焦苦入心，甘入脾。

助用入心之焦苦，意义有二：①心
火为肝木之子，子能令母实；②肝
虚而受肺金之侮，即心火可制肺金

水不济心则心火旺

脾能伤肾，肾气微弱，则水不行；水不行，则心火气盛，

制约

肾气微弱的意义有二：①脾虚引
起肾虚；②虚从肾生，治从脾肾

则伤肺；肺被伤，则金气不行；

灼伤肺气

肺中金气微弱而不亢害

金气不行，则肝气盛。则肝自愈。此治肝补脾之要妙也。肝虚则用此法，实则不在用之。

肝虚证的治疗大法

肝实证不用

其余各脏治疗皆以此为准

经曰："虚虚实实，补不足，损有余。"是其义也。余藏准此。

犯虚者更虚，
实者更实之误

正确做法：虚者
补之，实者泻之

2. 拓展

（1）治未病应以整体观为指导，从联系、运动的观点出发，除治已病之脏外，并调未病之脏，防止疾病发展与蔓延。

（2）虚实异治，毫无疑问是虚证当补、实证当泻，然而脏

腑的虚实异治还应考虑脏腑之间的关系。

（3）人是一个有机的整体，一脏有病，可影响他脏，故上工除治已病之脏外，亦注意调治未病之脏腑，以防止疾病传变。此即"治未病"之意。上工知晓肝病实证易传脾的规律，故在治肝的同时，即注意调补未病之脾，以防肝病传脾。"实脾"当根据具体情况，因为肝病是否传脾取决于肝脾双方。脾虚易受邪，故脾虚当补益；若脾气充盛，不易受邪，即勿补之。条文中以肝病虚证为例，应用五行相克理论，论述了虚实异治。酸入肝，肝虚当补之以本味，故补用酸；助用入心之焦苦，一是因为心火为肝木之子，子能令母实，二是肝虚易受肺金之侮，助心火可制肺金。这种肝病的治法并不适用于肝实证。若虚证误用泻法，使得正气更虚，谓之虚虚；实证误用补法，使得病邪更盛，谓之实实，二者皆为误治。治病当辨别虚实，虚则补之，实则泻之。

二、论述发病原因、病因分类和疾病的预防以及早期治疗

1. 原文图解及释义

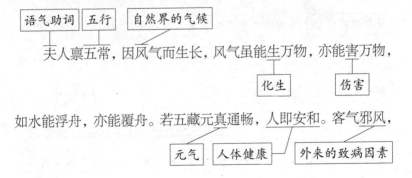

语气助词　五行　自然界的气候

夫人禀五常，因风气而生长，风气虽能生万物，亦能害万物，

化生　　伤害

如水能浮舟，亦能覆舟。若五藏元真通畅，人即安和。客气邪风，

元气　人体健康　外来的致病因素

侵袭人体	疾病或死亡

中人多死。<u>千般疢难</u>[1]，不越三条：一者，<u>经络受邪</u>，<u>入藏府</u>，

疾病分类千万种　　　　邪气侵犯经络　　进入脏腑

为<u>内所因</u>也；二者，<u>四肢九窍</u>，血脉相传，<u>壅塞不通</u>，为

属于内因

邪气侵犯四肢九窍。九窍指
人体的两眼、两耳、两鼻孔、
口、前阴尿道和后阴肛门

<u>外皮肤所中</u>也；三者，房室、金刃、虫兽所伤。<u>以此详之</u>，<u>病由
都尽</u>。

属于外因　　　　以此分类　疾病病因都可明确

若人<u>能养慎</u>，不令<u>邪风</u>干忤经络，<u>适中</u>经络，未流传藏府，

保养调慎　　　邪气侵犯　刚刚流传到

即<u>医治</u>之。<u>四肢才觉重滞</u>，即导引、吐纳[2]、针灸、膏摩[3]，

采取治疗方法　四肢刚刚发生重着　国家的法令　注意饮食

勿令九窍闭塞；更能无<u>犯王法</u>、禽兽灾伤，房室勿令竭乏，服食

勿让九窍壅塞不通　侵犯　　　　　　　节制房室

节其冷、热、苦、酸、辛、甘，<u>不遗形体有衰</u>，<u>病则无由入其腠理</u>。

不让形体衰减　疾病无法进入人体腠理

　　（腠者，是三焦通会元真之处，为血气所注；理者，是皮肤藏府
之纹理也）

2．名词解释

[1] 疢（chèn）难：指疾病。

[2] 导引、吐纳：导引指自我按摩；吐纳为一种调整呼吸的方法。两者均为古代体育疗法，起养生却病的作用。

[3] 膏摩：用药膏熨摩体表的一种外治法。

3．拓展

张仲景的三因学说与陈无择的三因论的区别见表1-1。

表1-1　张仲景的三因学说与陈无择的三因论的区别

名称		汉　张仲景三因学说	宋　陈无择三因论
立论依据		以脏腑经络为内外，既强调正气又不忽视"客气邪风"	以内伤外感为内外，合天人表里立论
分类	内外	邪由经络入脏腑者为深为内 自皮肤流传血脉者为浅为外	五脏情志所伤 六淫外感所伤
	其他	房室、金刃、虫兽所伤	不内外因（饮食、房室、劳倦、跌仆、金刃所伤）

三、望面部气色诊断疾病并判断预后

1．原文图解及释义

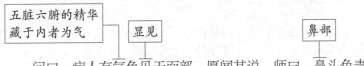

问曰：病人有气色见于面部，愿闻其说。师曰：鼻头色青，腹中痛，苦冷者死（一云腹中冷，苦痛者死）。

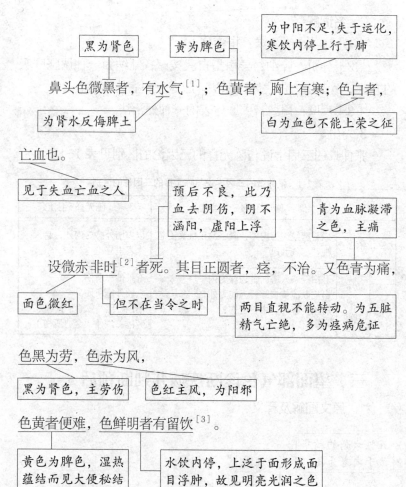

黑为肾色

黄为脾色

为中阳不足,失于运化,寒饮内停上行于肺

鼻头色微黑者,有水气[1];色黄者,胸上有寒;色白者,

为肾水反侮脾土

白为血色不能上荣之征

亡血也。

见于失血亡血之人

预后不良,此乃血去阴伤,阴不涵阳,虚阳上浮

青为血脉凝滞之色,主痛

设微赤非时[2]者死。其目正圆者,痉,不治。又色青为痛,

面色微红

但不在当令之时

两目直视不能转动。为五脏精气亡绝,多为痉病危证

色黑为劳,色赤为风,

黑为肾色,主劳伤

色红主风,为阳邪

色黄者便难,色鲜明者有留饮[3]。

黄色为脾色,湿热蕴结而见大便秘结

水饮内停,上泛于面形成面目浮肿,故见明亮光润之色

2. 名词解释

[1] 水气:指水饮内停的病证。

[2] 非时:非当令之时。

[3] 留饮:痰饮病的一种,水饮留而不行谓之留饮。

四、听声音辨病位

原文图解及释义

> 病人安静无声
> 而突发惊叫

> 病人语声低
> 微而不清澈

师曰：病人语声寂然喜惊呼者，骨节间病；语声喑喑然不彻者，

> 肝主筋，在声为呼，
> 故为骨节间病

> 属于心悸、懊恼病症

心膈间病；语声啾啾然细而长者，头中病（一作痛）。

> 病人语声细小而长

五、望、闻结合诊病的方法

原文图解及释义

> 因胸中有邪阻塞气道
> 以致肺气不降，呼吸
> 时气上逆而为咳

> 呼吸伴抬肩者

师曰：息摇肩者，心中坚，息引胸中上气者，咳；

> 肺脏痿弱，不能正常司呼
> 吸，故呈张口短气状态

> 实邪壅塞在胸，以致肺
> 失宣降，呼吸困难，常
> 伴有鼻煽、胸闷胀满等

息张口短气者，肺痿唾沫。

> 肺气痿弱不振，不能散布津
> 液，津随气逆，可见唾沫

六、望呼吸以辨别病位之上下、病情之虚实，并判断其预后凶吉

原文图解及释义

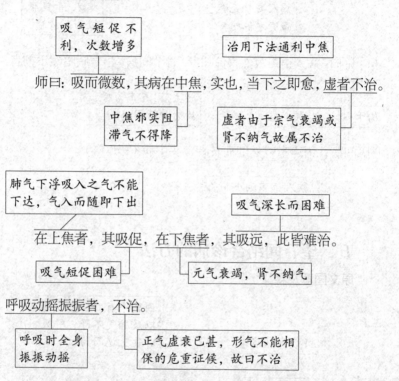

```
┌─────────────┐              ┌──────────────────┐
│ 吸气短促不   │              │ 治用下法通利中焦 │
│ 利，次数增多 │              └──────────────────┘
└─────────────┘
```

师曰：吸而微数，其病在中焦，实也，当下之即愈，虚者不治。

```
┌─────────────┐              ┌──────────────────┐
│ 中焦邪实阻   │              │ 虚者由于宗气衰竭或│
│ 滞气不得降   │              │ 肾不纳气故属不治 │
└─────────────┘              └──────────────────┘
```

```
┌──────────────────────┐        ┌──────────────┐
│ 肺气下浮吸入之气不能  │        │ 吸气深长而困难│
│ 下达，气入而随即下出  │        └──────────────┘
└──────────────────────┘
```

在上焦者，其吸促，在下焦者，其吸远，此皆难治。

```
┌──────────────┐          ┌──────────────────┐
│ 吸气短促困难 │          │ 元气衰竭，肾不纳气│
└──────────────┘          └──────────────────┘
```

呼吸动摇振振者，不治。

```
┌──────────┐        ┌──────────────────────┐
│ 呼吸时全身│        │ 正气虚衰已甚，形气不能相│
│ 振振动摇  │        │ 保的危重证候，故曰不治 │
└──────────┘        └──────────────────────┘
```

七、脉、色与四时相结合的诊病方法

1. 原文图解及释义

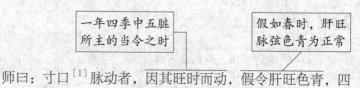

```
┌──────────────┐              ┌──────────────┐
│ 一年四季中五脏│              │ 假如春时，肝旺│
│ 所主的当令之时│              │ 脉弦色青为正常│
└──────────────┘              └──────────────┘
```

师曰：寸口[1]脉动者，因其旺时而动，假令肝旺色青，四

时各随其色。<u>肝色青而反色白</u>，<u>非其时色脉</u>，<u>皆当病</u>。

假如此时面色
反白，脉反浮

非其时而
有其色脉

不正常的
现象，生病

2. 名词解释

[1] 寸口：此指两手寸、关、尺脉。

八、与时令不符反常气候的四种类型

1. 原文图解及释义

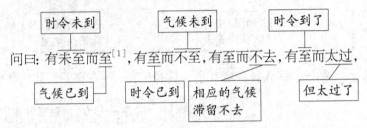

时令未到   气候未到   时令到了

问曰：有<u>未至而至</u>[1]，有<u>至而不至</u>，有<u>至而不去</u>，有<u>至而太过</u>，

气候已到   时令已到   相应的气候
滞留不去   但太过了

何谓也？师曰：冬至之后，<u>甲子夜半少阳起</u>，<u>少阳之时</u>[2]，<u>阳始生</u>，

冬至后六十日为
一甲子，时值雨水

少阳当
令主时

天气变
得温暖

阳气开
始生长

<u>天得温和</u>。以未得甲子，天因温和，此为未至而至也；<u>以得甲子</u>，

气候变得温暖   未到雨水节   到了雨水节

<u>而天未温和</u>，为至而不至也；以得甲子，<u>而天大寒不解</u>，此为至

天气还
未温暖

天气变得和五六
月时那样炎热

<u>而不去也</u>；以得甲子，<u>而天温如盛夏五六月时</u>，此为至而太过也。

2. 名词解释

[1]未至而至：第一个"至"指时令，第二个"至"指气候。下同。

[2]少阳之时：古人将一年分为三阴三阳6个阶段，各60天，自少阳始，至厥阴止。少阳起，指冬至后60日开始为少阳当令之时。

九、脉象主病随部位不同而有所差异

原文图解及释义

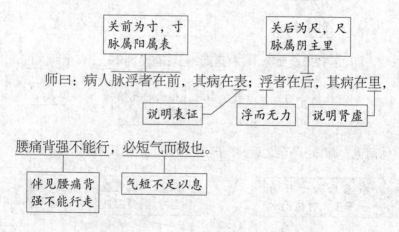

十、厥阳的病机

原文图解及释义

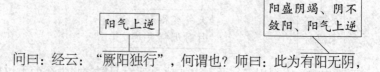

故称厥阳。

十一、卒厥的病机和预后

1. 原文图解及释义

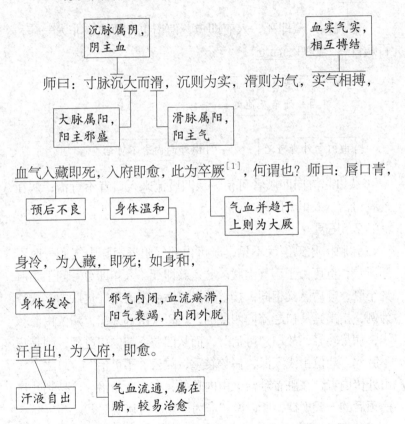

师曰：寸脉沉大而滑，沉则为实，滑则为气，实气相搏，

- 沉脉属阴，阴主血
- 大脉属阳，阳主邪盛
- 滑脉属阳，阳主气
- 血实气实，相互搏结

血气入藏即死，入府即愈，此为卒厥[1]，何谓也？师曰：唇口青，

- 预后不良
- 身体温和
- 气血并趋于上则为大厥

身冷，为入藏，即死；如身和，

- 身体发冷
- 邪气内闭,血流瘀滞,阳气衰竭,内闭外脱

汗自出，为入府，即愈。

- 汗液自出
- 气血流通,属在腑,较易治愈

2. 名词解释

[1]卒厥：指突然昏倒、不省人事的病症。卒，通"猝"。

十二、判断疾病预后的一般规律

1. 原文图解及释义

一时性的脉
象下伏不见

脉脱，入藏即死，入府即愈，何谓也？师曰：非为一病，百病皆然。譬如浸淫疮，

疮面流黄水，可
因一处染及他处

由内向外者可治　　由外向内者不可治

从口起流向四肢者可治，从四肢流来入口者不可治；病在外者可治，入里者即死。

2. 拓展

脉脱指脉象乍伏不见，既可由邪气阻遏，脉中气血一时不通所致，也可由于正气虚脱。"入藏即死，入腑即愈"同上条所论卒厥，预后意义相同。接着仲景又举病变表现在皮肤的浸淫疮为例，指出其从口起流向四肢的，是正气抗邪外出，病位由深转浅，病势转轻，故曰"可治"，而从四肢逐渐向口蔓延，则是正不胜邪，病位由浅入深，病势转重，故云"不可治"。总之，病由外传内者，在脏者难治，由内转外，在腑者易治。这是判断疾病预后的一般规律，所以说"非为一病，百病皆然"。

推断疾病的预后在治病过程中具有重要意义。张仲景推断疾病预后的基本规律是：凡病在脏为重、难治，在腑为轻、易疗。病位由浅入深，由外入内，反映正不胜邪，病势趋重；而病位由深转浅，由里出表，则反映正气恢复，驱邪外出，其病趋于好转。

十三、疾病的分类及五邪中人的一般规律

1. 原文图解及释义

属外表经络的病证，指头、项、腰、脊、臂、脚掣痛六种病症

问曰：阳病十八何谓也?

阳病中有营病、卫病、营卫兼病的不同，此一病而有三，故六种病症合计为十八

属内部脏腑的病证

师曰：头痛、项、腰、脊、臂、脚掣痛。阴病十八，何谓也?

阴病有虚实之分，故九种病症合计为十八

师曰：咳、上气、喘、哕、咽[1]、肠鸣、胀满、心痛、拘急。五藏病各有十八，合为九十病;

风寒暑湿燥火六淫之邪为病，有在气分、血分、气血兼病之别，故为十八

五脏受邪，一脏十八，故五脏为九十病

人又有六微[2]，微有十八病，合为一百八病，五劳[3]、

六腑

六腑受邪，一腑十八，故六腑为一百零八病

七伤[4]、六极、妇人三十六病，不在其中。

妇人三十六病者不包括在内

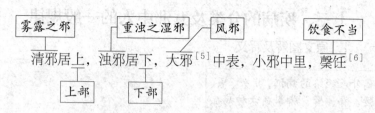

清邪居上，浊邪居下，大邪[5]中表，小邪中里，槃饪[6]

之邪，从口入者，宿食也。

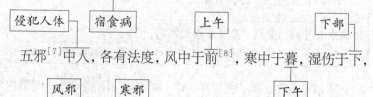

五邪[7]中人，各有法度，风中于前[8]，寒中于暮，湿伤于下，

雾伤于上，风令脉浮，寒令脉急，雾伤皮腠，湿流关节，食伤脾

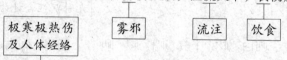

胃，极寒伤经，极热伤络。

2. 名词解释

[1]咽（yē噎）：指咽中梗塞。

[2]六微：指六腑。六淫之邪侵入六腑为病，较入五脏为轻，故名六微。

[3]五劳：《素问·宣明五气》及《灵枢·九针》均以"久视伤血，久卧伤气，久坐伤肉，久立伤骨，久行伤筋"为五劳所伤。

[4]七伤：《诸病源候论》中指出七伤为大饱伤脾，大怒气逆伤肝，强力举重、久坐湿地伤肾，形寒寒饮伤肺，忧愁思虑伤心，风雨寒暑伤形，恐惧不节伤志。

[5]大邪：指风邪。下文小邪，指寒邪。

[6]槃（gǔ谷）饪：指饮食。

[7]五邪中（zhòng）人：指风、寒、雾、湿、饮食五种

病邪侵入人体。

[8]前：指午前。

十四、表里同病的先后缓急治则

1. 原文图解及释义

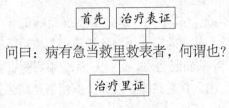

问曰：病有急当救里救表者，何谓也？

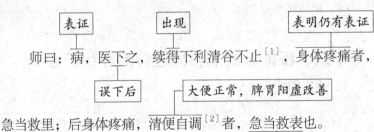

师曰：病，医下之，续得下利清谷不止[1]，身体疼痛者，急当救里；后身体疼痛，清便自调[2]者，急当救表也。

2. 名词解释

[1]下利清谷：指泻下清稀，完谷不化。

[2]清便自调：指大便已恢复正常。

3. 拓展

对于表里同病，应根据表病与里病的轻重缓急来决定其治疗的先后。一般先治表；若里病较急，则当先治里；若表里俱急、俱缓，可表里同治。

十五、痼疾加卒病的先后治则

1. 原文图解及释义

难治的慢性久病   突发的急性病

夫病痼疾，加以卒病，当先治其卒病，后乃治其痼疾也。

2. 拓展

痼疾加以卒病，当先治其卒病，这是痼疾加新病的一般治疗原则。因为卒病易治，其解除有利于痼疾的稳定与恢复。一般来说，痼疾日久势缓，卒病新起势急。另一方面，痼疾根深蒂固，难以速愈，卒病邪气尚浅，其病易除。因此，痼疾加卒病当先治卒病，后治痼疾。

十六、根据五脏病喜恶进行治疗和护理

1. 原文图解及释义

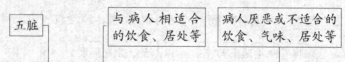

五脏   与病人相适合的饮食、居处等   病人厌恶或不适合的饮食、气味、居处等

师曰：五藏病各有所得[1]者愈，五藏病各有所恶，各随其所不喜者为病。

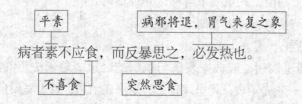

平素   病邪将退，胃气来复之象

病者素不应食，而反暴思之，必发热也。

不喜食   突然思食

2. 名词解释

[1] 所得：所合、所依附之意。

十七、治疗杂病应掌握疾病的症结所在审因论治

1．原文图解及释义

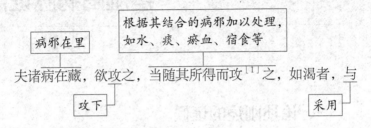

夫诸病在藏，欲攻之，当随其所得而攻之，如渴者，与

猪苓汤。余皆仿此。

2．名词解释

［1］攻：作"治"解。

3．拓展

治病当审因论治，尤其难治病证更是如此。若病在于里，久而不解，多存在有形之邪，治当攻逐其有形之邪，使无形之邪失去依附，病易治愈。

Part 2

痉湿暍病脉证治

一、论述刚痉的证候

原文图解及释义

太阳病提示病邪在表，外感风寒

风寒外束，阳气奋起抗邪，故发热，寒主收引，寒邪偏盛，腠理固密，则恶寒、无汗

太阳病，发热无汗，反恶寒者，名曰刚痉。

此属表实，称"刚痉"，必见项背强急、口噤不开等主症

二、论述柔痉的证候

原文图解及释义

太阳病提示病邪在表，外感风寒

风寒外束，阳气奋起抗邪，故发热，风性开泄，风邪偏盛，腠理疏松，致不恶寒而汗出

太阳病，发热汗出，而不恶寒者，名曰柔痉。

此属表虚，称"柔痉"。必见项背强急、口噤不开等主症

三、从脉象论述痉病预后

原文图解及释义

> 痉病本是津液不足，加之血亏，就成为阴虚，阴虚生内热，故发热

太阳病，发热，脉沉而细者，名曰痉，为难治。

> 太阳病脉当浮，痉病脉沉迟或弦紧有力。今反沉迟而细，为正气不足，无力抗邪之征，邪盛正虚而难治，预后不良

四、论述过汗致痉

原文图解及释义

> 太阳病表证之发汗解表当使微微汗出，而不可发汗太过令大汗淋漓。若发汗太过则津液损伤，筋脉失养而致痉病

太阳病，发汗太多，因致痉。

五、论述误下致痉

原文图解及释义

> 太阳中风

> 误用下法导致津液更伤，筋脉失养，出现手足不舒之痉病

夫风病，下之则痉，复发汗，必拘急。

> 再误汗，气津两伤，筋脉失于温煦濡养，导致筋脉拘急更甚

六、论述疮家误汗致痉

原文图解及释义

> 素有疮疡的病人，虽然出现身体疼痛，提示外感风寒之邪，但不可径直发汗

疮家虽身疼痛，不可发汗，汗出则痉。

> 因疮家流脓失血，阴液已伤，若贸然发汗，则易重伤津液，致筋脉失润而痉

七、论述痉病的主要证候

原文图解及释义

> 阳郁于上，故头热。不能下温，阴寒凝于下，则足寒

> 外感痉病，故而患者见身热、恶寒等太阳表证

病者，身热足寒，颈项强急，恶寒，时头热，面赤，目赤，

> 邪郁化热，故有面赤、目赤等阳明里热证

独头动摇，卒口噤，背反张者，痉病也。

> 风寒化热，燥伤津液，筋脉失濡致痉。因太阳经循背上头，阳明经上夹于口，二经失润，则表现为头动摇、牙关紧闭、角弓反张

若发其汗者，寒湿相得，其表益虚，即恶寒甚。

> 若汗不得法，发汗太多，风寒之邪与汗余湿气相互结合，留着肌表，加上汗后表更虚，而原有恶寒的症状更加突出，且脉象沉伏不利

发其汗已，其脉如蛇。

> 若发汗得法，汗后邪解，脉象变得如蛇行一样的柔和

八、论述痉病的两种转归

1. 原文图解及释义

> 突然出现腹胀大提示痉病入腑，与"入腑即愈"相呼应，说明病欲解

暴腹胀大，为欲解，脉如故，反伏弦者，痉。

> 若患者虽腹胀大，但仍见痉病弦紧脉，或更见脉沉伏而弦，说明痉病未解，仍有发痉的可能

2. 解疑

对"暴腹胀大，为欲解"历代医家有不同看法，这里基于《脏腑经络先后病脉证》篇"入腑即愈"，以脏腑表示病位深浅，腑为病浅，故见腹胀大为邪从腑出，病欲解。

九、论述痉病的主脉

1. 原文图解及释义

| 痉病的主脉 | 三部脉皆强直弦劲有力，且重按不减 |

夫痉脉，按之紧如弦，直上下[1]行。

2. 名词解释

[1] 上下：上指寸脉，下指尺脉。在此指从寸脉至尺脉，上下三部。

十、论述痉病有灸疮预后

1. 原文图解及释义

灸疮病人，脓液久溃，多津血亏损

痉病有灸疮[1]，难治。

先患灸疮者津血已有亏损，再患痉病则血枯津伤，转增风燥，病重难治

2. 名词解释

[1] 灸疮：因火灸而致的疮疡。

十一、柔痉证治

1. 原文图解及释义

太阳病提示症见恶寒发热等表证

太阳病，脉本当浮缓，今反沉迟，提示津液不足，营卫运行不利

太阳病，其证备，身体强，几几然，脉反沉迟，此为痉，栝楼桂枝汤主之。

身体强而几几，提示筋脉强急，乃津液不足，筋脉失其濡养所致

痉，提示当有手足痉挛不舒，而非太阳表证

清热生津，滋养筋脉，调和营卫，以解外邪

栝楼桂枝汤方

栝楼根二两　桂枝三两　芍药三两　甘草二两　生姜三两　大枣十二枚

君药，清热生津，滋养筋脉

余药为桂枝汤，调和营卫，以解外邪，以治太阳表虚证

上六味，以水九升，煮取三升，分温三服，取微汗。汗不出，食顷，啜热粥发之。

若汗不出，可如桂枝汤啜热粥以助发汗

2. 解疑

（1）为何津液不足还用解表药呢?

根据急则治标原则，去其阻在筋脉之寒邪以防邪气更伤人体阴津。

（2）沉迟脉象的理解。

迟脉这里不是主寒证，而是津液不足，不能濡养筋脉，营卫运行不利。

3. 拓展

伤寒论原文：太阳病，项背强几几，反汗出恶风者，桂枝加葛根汤主之。

桂枝加葛根汤和栝楼桂枝汤的鉴别，见表2-1。

表2-1 桂枝加葛根汤和栝楼桂枝汤的鉴别

鉴别点	桂枝加葛根汤	栝楼桂枝汤
症状	项背强几几	
病情	轻	重
脉象	脉浮缓	脉沉迟
方解	桂枝汤解表，葛根解肌热	桂枝汤和营卫，瓜蒌根滋养津液

十二、论述欲作刚痉证治

1. 原文图解及释义

太阳病无汗提示为风寒表实，津液未伤，本应小便利，此处小便反少，乃在里津液已伤之象，故治疗不得单纯辛温解表，需注意顾护津液

无汗邪不能外透，小便不利则邪不下行，是故逆而上冲

太阳病，无汗而小便反少，气上冲胸，口噤不得语，

患者只见牙关紧闭不能言语，而无角弓反张，虽不是典型刚痉，却是发痉的先兆

欲作刚痉，葛根汤主之。

本证乃寒束肌表，兼津液内伤，故用葛根汤解表散邪，滋养津液，舒缓筋脉

本方由桂枝汤加葛根和麻黄组成

葛根汤方

为主药，具解肌生津，润燥舒筋之效

与桂枝一起解表发汗，以祛外邪

葛根四两　麻黄三两（去节）　桂枝二两（去皮）　芍药二两
甘草二两（炙）　生姜三两　大枣十二枚

桂枝汤解表祛邪，而无发汗太过重伤津液之虞。且芍药、甘草酸甘化阴，具养阴生津之效

先煎葛根和麻黄，因为通过先煎麻黄可以去掉麻黄碱和麻黄次碱，减少升压的作用，但是葛根在这里可以利用自身的淀粉固定麻黄煎后剩下具有解表作用的其他成分，这样才不会导致药效的散失

上七味，咬咀[1]，以水七升，先煮麻黄、葛根，减二升，去沫，内诸药，煮取三升，去滓，温服一升，覆取微似汗，不须啜粥，余如桂枝汤法将息及禁忌。

因方中有麻黄，发汗力较强，故无需和桂枝汤一样啜热粥助汗，以免汗出太过

2. 名词解释

[1] 咬咀：原指将药咬碎，但在《内经》时代已发展为碎制药物的代称。

3. 解疑

为何已是太阳伤寒证不用麻黄汤？

本证有津液不足，恐麻黄汤峻汗重伤津液。

十三、论述阳明痉病证治

1. 原文图解及释义

> 此处无冠于"太阳病"，说明邪已入里

> 表证未解，里入于阳明，化热灼筋，筋脉拘急而出现口噤、齘齿、卧不着席、脚挛急

痉为病，胸满口噤，卧不着席[1]，脚挛急，必齘齿[2]，可与大承气汤。

> 可用大承气汤通腑泄热，急下存阴

> 胸为阳明所过之处，热结在胸则胸满

大承气汤方

> 荡涤邪热

> 破气消痞

大黄四两（酒洗） 厚朴半斤（炙，去皮） 枳实五枚（炙）

> 行气消满

芒硝三合

> 泄热润燥

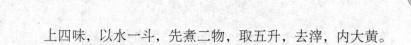

上四味，以水一斗，先煮二物，取五升，去滓，内大黄。煮取二升，去滓，内芒硝，更上火微一二沸，分温再服，得下止服。

2. 名词解释

[1] 卧不着席：手足皆向后伸仰，卧时腰背不能着席，即角弓反张之症。

[2] 龄齿：上下齿相摩，且切磋有声。

3. 解疑

（1）以方测证，此证当为阳明实热证，除痉病主症外，伴有发热、口渴、大便硬、苔黄燥、脉沉实有力等阳明实热证表现。

（2）此处用"可与大承气汤"，而非"大承气汤主之"，乃因痉病部位在筋脉，不在胃肠。本不宜用下法，但里热太甚、燥热内结，病势危急，变化迅速，不得不用下法，以泄阳明实热以救其津液，故可与之。

十四、论述湿痹的证候和治法

1. 原文图解及释义

> 湿从外袭，脉应浮缓，可见湿邪不仅流注关节，且已内趋入脾，或素有脾虚湿盛，内外相合，故脉反沉细

太阳病，关节疼痛而烦，脉沉而细（一作缓）者，此名湿痹[1]。

> 风湿外袭，流注关节筋脉，痹着阳气，不通则痛，故关节疼痛而烦扰不宁

湿痹之候，小便不利，大便反快，但当利其小便。

湿邪内阻，膀胱气化不利，则小便不利；湿趋大肠则大便反快

小便不利、大便快乃湿邪内阻所致，小便通利则湿去，湿去则大便正常，此即"利小便所以实大便"

2. 名词解释

［1］湿痹：痹同闭，此处指湿邪流注关节，闭阻筋脉气血，导致关节疼痛不宁的病证。

3. 拓展

利小便是治疗内湿的基本方法，发汗是治疗外湿的基本方法，若内外湿相合，则根据孰轻孰重决定利小便、发汗的先后。二者既可单独使用，也可同时使用。

十五、论述湿病发黄的证候

原文图解及释义

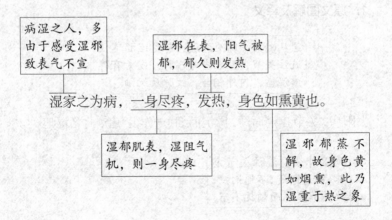

病湿之人，多由于感受湿邪致表气不宣

湿邪在表，阳气被郁，郁久则发热

湿家之为病，一身尽疼，发热，身色如熏黄也。

湿郁肌表，湿阻气机，则一身尽疼

湿邪郁蒸不解，故身色黄如烟熏，此乃湿重于热之象

十六、论述湿病误下的变证

1. 原文图解及释义

病湿之人

外感寒湿，肌腠闭塞，阳气不能外达，上逆而但头汗出

湿家，其人但头汗出，背强，欲得被覆向火。

湿阻经脉则背部僵硬不和

阳气被遏，肌表失温则恶寒，欲得被覆向火

此为湿邪在表，若误攻其，胃气被伤则变生呃逆；表湿内陷于里，致气化不行，在上则胸满，在下则小便不利

若下之早则哕，或胸满，小便不利，舌上如胎[1]者，

湿病误下后形成的下热上寒证。阳气郁于下则下焦有热，上焦阳虚，寒湿内停，则胸上有寒

寒湿在上，阳郁不升则舌上湿润白滑

以丹田[2]有热，胸上有寒，渴欲得饮而不能饮，则口燥烦也。

阳内郁则渴欲得饮，但因湿在上则不欲饮而口燥。因燥而烦

2. 名词解释

［1］舌上如胎：胎同"苔"，指舌上湿润白滑，似苔非苔。

［2］丹田：穴位名，在胸腹正中线脐下三寸处。这里泛指下焦，与下文"胸上"对应而言。

十七、论述湿病误下的坏证

原文图解及释义

> 湿易伤阳气,若误下则里阳更伤,虚阳上越,致额上汗出,微喘

湿家下之,额上汗出,微喘,小便利者,死;若下利不止者,亦死。

> 阳虚阴寒内盛,不能气化,则小便自利,此为阳气上越而阴气下脱之证,病情危恶,故为"死候"

> 若误下后下利不止,说明误下伤阳,真阳不能固摄而失守,利下不止,阴脱于下,终致阴阳两竭,病亦危恶,故曰"死"

十八、论述风湿在表的发汗方法

1. 原文图解及释义

> 外感风湿,客于肌腠,流注关节,卫气痹阻,故一身尽疼痛

> 治疗当用发汗法,使邪从外解

风湿相搏,一身尽疼痛,法当汗出而解,

> 若值阴雨天,则外湿加重,更当发汗,使湿从外解

> 但发汗后疾病不愈,这是为何?是汗不得法的缘故

值天阴雨不止,医云此可发汗。汗之病不愈者,何也?

> 原因是汗法后,大汗出,而风为阳邪,其性轻扬,易表散,湿为阴邪,性黏滞,难速去,发汗太过,风邪随汗速去,湿邪仍滞留,故而疾病不愈

盖发其汗,汗大出者,但风气去,湿气在,是故不愈也。

若治疗风湿在表使用发汗法，使微似汗出，则阳气周流全身，缓缓蒸发，营卫畅通，风湿俱去

若治风湿者发其汗，但微微似[1]欲出汗者，风湿俱去也。

2. 名词解释

[1]似：通"嗣"，连续不断的意思，而不是好像，否则一会儿出汗，一会儿不出，就不是汗法了。

十九、论述头中寒湿证治

1. 原文图解及释义

外感湿邪

卫表被遏，肺气不降，上逆而为喘

湿家病，身疼发热，面黄而喘，头痛，鼻塞而烦，其脉大，

湿犯肌表，阳为湿郁，经脉不畅，则身疼发热、面黄

湿气上蒙头面清窍

湿邪并未传里

从症状可知寒湿在上部头面。鼻窍被闭故鼻塞

病邪在上，且轻浅，故只需用外治法宣泄上焦，肺气通利，则寒湿自散

自能饮食，腹中和无病，病在头中寒湿，故鼻塞，内药鼻中则愈。（《脉经》云：病人喘，而无"湿家病"以下至"而喘"十一字）。

2. 临床应用

"纳药鼻中"，仲景未指明方药，历代医家，多主张用瓜蒂散搐鼻，亦有主张用辛夷散（辛夷、细辛、藁本、白芷、川芎、升麻、防风、甘草、木通）。现代亦常用鹅不食草代替瓜蒂，可兹临床参考。

二十、论述寒湿在表证治

1. 原文图解及释义

> 感受风寒湿之邪，寒湿痹阻，阳郁不伸，故身烦疼

湿家身烦疼[1],可与麻黄加术汤发其汗为宜,慎不可以火攻[2]之。

> 寒湿在表，可用麻黄加术汤微发其汗，散寒除湿

> 如用火攻发汗，则大汗淋漓，正伤湿在；且火热内攻，与湿相合可致发黄或衄血等变，故当谨慎用之

麻黄加术汤方

> 麻黄汤

麻黄三两（去节）桂枝二两（去皮）甘草一两（炙）杏仁七十个（去皮尖）白术四两

> 麻黄汤加白术可并行表里之湿，并使发汗不致过汗

上五味，以水九升，先煮麻黄，减二升，去上沫，内诸药，煮取二升半，去滓，温取八合，覆取微似汗。

2. 名词解释

[1] 身烦疼：指身体疼痛剧烈而烦扰不宁。

[2] 火攻：烧针、艾灸、熏、熨等外治法。

3. 解疑

（1）以方测证，本病应尚有发热、恶寒、无汗等伤寒表实证。

（2）身烦疼，乃身体疼痛太剧导致烦扰不宁。亦有学者认

为是身疼痛、心烦躁，乃寒湿痹阻，阳气被郁，郁热扰心所致。

4. 临床应用

麻黄加术汤中白术用至四两，故重用白术是应用本方的要点之一。

二十一、论述风湿在表证治和成因

1. 原文图解及释义

病者一身尽疼，发热，日晡[1]所剧者，名风湿。

> 风湿袭表，营卫受阻，故一身尽疼

> 风与湿合，湿易化热化燥，故发热，日晡增剧

此病伤于汗出当风，或久伤取冷所致也。可与麻黄杏仁薏苡甘草汤。

> 风湿病乃汗出当风，风邪外袭，或经常贪凉，湿从外侵所致

> 治疗用麻黄杏仁薏苡甘草汤轻清宣泄，解表祛湿

麻黄杏仁薏苡甘草汤方

> 为麻黄汤以薏苡仁易桂枝，变辛温发汗为辛凉解表，因本证见日晡发热，有化热之象，且风为阳邪，容易化燥

解表除湿　　　　培土和中　淡渗利湿　　宣利肺气

麻黄（去节）半两（汤泡）　甘草一两（炙）　薏苡仁半两　杏仁十个（去皮尖，炒）

上剉麻豆大，每服四钱匕，水盏半，煮八分，去滓，温服，

有微汗，避风。

2. 名词解释

［1］日晡：即申时，乃下午 3 ~ 5 时，约傍晚的时候。

二十二、论述风湿兼气虚证治

原文图解及释义

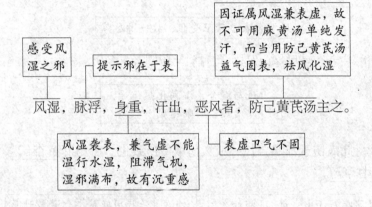

因证属风湿兼表虚，故不可用麻黄汤单纯发汗，而当用防己黄芪汤益气固表，祛风化湿

感受风湿之邪 —— 提示邪在于表

风湿，脉浮，身重，汗出，恶风者，防己黄芪汤主之。

风湿袭表，兼气虚不能温行水湿，阻滞气机，湿邪满布，故有沉重感

表虚卫气不固

防己黄芪汤方

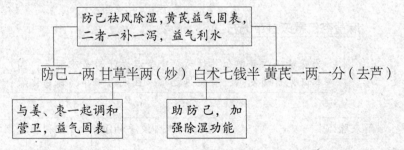

防己祛风除湿，黄芪益气固表，二者一补一泻，益气利水

防己一两 甘草半两（炒）白术七钱半 黄芪一两一分（去芦）

与姜、枣一起调和营卫，益气固表

助防己，加强除湿功能

上剉麻豆大，每抄五钱匕，生姜四片，大枣一枚，水盏半，煎八分，去滓，温服，良久再服。

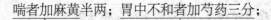

喘者加麻黄半两；胃中不和者加芍药三分；

| 风邪犯肺，肺气失宣则
喘，加麻黄半两宣肺平喘 | 湿困脾胃，血脉不畅，则脘腹
疼痛，加芍药三分行痹缓急 |

气上冲者加桂枝三分；下有陈寒者加细辛三分。

| 若患者兼有下焦阳虚，则气
逆上冲，加桂枝三分既可温
阳化气，又可平冲降逆 | 若下焦素有寒湿痹着，
加细辛三分温散陈寒 |

| 卫阳振奋，风
湿欲解之征 | 湿欲下行而卫阳尚
无力振奋 |

服后当如虫行皮中，从腰下如冰，后坐被上，又以一被绕腰以下，温，令微汗，差。

让病人坐在被上，用被子把腰及以下围起来，意在温暖助阳，使之蒸蒸发越，借微汗以祛除湿邪，疾病向愈

二十三、论述风湿在表兼表阳虚证治

1. 原文图解及释义

| 外感表证，缠绵
八九日之久，亦
提示表阳虚 | 风寒湿三气合
邪，搏结肌表 | 邪未传里
犯阳明胃 |

伤寒八九日，风湿相搏，身体疼烦，不能自转侧，不呕，不渴，

| 风寒湿痹阻肌表，经脉不利 | 邪未郁而化热 |

浮虚为浮而无力，涩为湿滞，脉浮虚
而涩为表阳虚而风寒湿滞留肌表之征

脉浮虚而涩者，桂枝附子汤主之；若大便坚，小便自利者，
去桂加白术汤主之。

用桂枝附子汤温
经助阳，祛风化湿

大便坚，小便自利，提
示湿仍在表不在里，故
用去桂加术汤温经祛湿

桂枝附子汤方

重用桂枝辛温
去在表风邪

辛热温经助阳，
逐在经寒湿

桂枝四两（去皮）生姜三两（切）附子三枚（炮，去皮，破八片）

姜、枣、草调和营卫，以治表虚

甘草二两（炙）大枣十二枚（劈）

上五味，以水六升，煮取二升，去滓，分温三服。

白术附子汤方

健脾燥湿，与附子
合用并走皮间而
逐皮间残留之湿

温经助阳，逐皮间湿邪。此方
附子用量是桂枝附子汤中的
一半，说明风去湿减，故减量

白术二两 附子一枚半（炮，去皮）甘草一两（炙）生姜一
两半（切）大枣六枚

姜、枣、草调和营卫

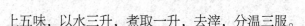

上五味，以水三升，煮取一升，去滓，分温三服。

一服觉身痹，半日许再服，三服都尽，其人如冒状，勿怪，即是术、附并走皮中，逐水气，未得除故耳。

> 本方乃是助阳逐湿，微取发汗之剂，从肌肉经脉祛湿外出之法

2. 解疑

（1）"小便不利，大便反快"为湿邪在里的标志，先服桂枝附子汤后，见大便坚，小便自利，提示湿在表不在里，乃因应用桂枝附子汤后，风气虽去，但寒湿未尽，留滞肌表经络，故患者当仍见身体疼，转侧不利。

（2）桂枝附子汤重用桂枝，是因其走窜，能解肌肉之风邪。桂枝汤去芍药是因芍药酸收，不利于行湿。

（3）白术附子汤用桂枝汤去桂是因风邪已去，若再用桂枝发散就有伤表之虞，去桂以防徒伤在表之阳。

（4）桂枝附子汤有桂枝无白术，治疗风湿在表兼阳虚以风气偏盛之证；白术附子汤有白术无桂枝，治疗风湿在表兼阳虚以湿气偏盛之证。

二十四、论述风湿表里阳气俱虚证治

1. 原文图解及释义

> 风湿流注关节，经脉痹阻病情较前严重，故症状较前剧烈

风湿相搏，骨节疼烦，掣痛不得屈伸，近[1]之则痛剧，

里阳虚不能纳气 ── 里阳虚气化不利 ── 阳虚不能化湿，水湿停留

汗出短气，小便不利，恶风不欲去衣[2]，或身微肿者，甘草附子汤主之。

本证为风湿并重，内外皆虚，故用甘草附子汤温阳散寒，祛风除湿

汗出、恶风不欲去衣为表阳虚，卫外不固之征

甘草附子汤方

和中缓急，且能助白术健脾除湿。以之命名，意在缓和药效，使其缓慢发挥作用

附子与桂枝相伍，温里阳而逐湿邪

甘草二两（炙）白术二两 附子二枚（炮，去皮）桂枝四两（去皮）

白术与桂枝相伍，振表阳而祛风湿

上四味，以水六升，煮取三升，去滓。温服一升，日三服，初服得微汗则解。能食，汗出复烦者，服五合。恐一升多者，取六七合为妙。

此句接在"温服一升，日三服"后面理解更通顺，强调用药要因人制宜

2. 名词解释

[1]近：此处为动词，触、按之意。

[2]去衣：脱衣服或减少衣服之意。

Part 2 痉湿暍病脉证治

二十五、论述伤暑的主要病证和误治后的变证

1. 原文图解及释义

> 暑犯太阳，邪在于表

> 暑多夹湿，湿性重浊易阻气机，暑湿阻滞经脉不利则身重疼痛

太阳中暍[1]，发热恶寒，身重而疼痛，其脉弦细芤迟。

> 外感暑邪，病发于太阳

> 暑热迫津外泄，气随汗泄，易出现气阴两伤，气伤则脉芤迟，阴伤则脉弦细

> "烦劳则张"，稍劳则扰阳而阳气外浮，故而身热、口开气喘

> 小便以后，热随尿泄，易致一时阳气虚馁

> 阳虚不能温煦四末

小便已，洒洒然毛耸[2]，手足逆冷，小有劳，身即热，口开[3]，前板[4]齿燥。

> 阴津内耗而失润

> 太阳内合膀胱，外应皮毛，一时阳虚皮毛失温则形寒毛耸

> 误作伤寒予辛温发汗，则阳伤而恶寒甚

> 因发热齿燥，数下之，更伤其阴，津液内竭，必小便淋涩

若发其汗，则其恶寒甚；加温针，则发热甚；数下之，则淋甚。

> 因恶寒而贸然温针，更助暑邪，必阴伤热剧

039

2. 名词解释

［1］中暍（yē）：伤暑。

［2］洒洒然毛耸：形容洒渐寒战的样子。

［3］口开：形容暑热内扰，气逆张口作喘的样子。

［4］板齿：门齿。

二十六、论述伤暑偏于热盛的证治

1. 原文图解及释义

感受暑热而引
起的太阳证

暑热熏蒸，迫津外泻，则汗出。汗
出气泄，卫气不足，腠理空疏，故
恶寒。此处当有汗出在先，恶寒在
后的特点，有别于太阳中风表虚证

太阳中热者，暍是也。汗出恶寒，身热而渴，

暑热炽盛，燔灼于外则身
热。热盛津液耗伤则口渴

白虎加人参汤主之。

本证属暑热伤津，故用白虎加
人参汤清热祛湿，生津益气

白虎加人参汤方

石膏、知母合
用清热养阴

甘草、粳米益胃和中

知母六两 石膏一斤（碎） 甘草二两 粳米六合 人参三两

益气保津

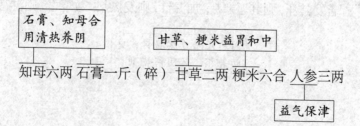

上五味，以水一斗，煮米熟汤成，去滓，温服一升，日三服。

2. 解疑

此处不用白虎汤而用白虎加人参汤，乃因暑易伤津耗气，加人参益气保津。

3. 拓展

白虎加人参汤此处用何种参，后世医家有不同看法。有人认为《伤寒杂病论》里人参皆为党参，"虚不受补，党参最妙"。但考虑到伤暑为热证，临床用西洋参为多。

二十七、论述伤暑湿盛的证治

1. 原文图解及释义

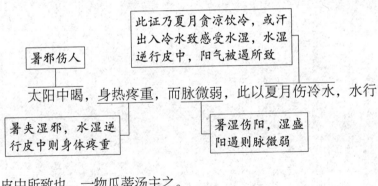

暑邪伤人

此证乃夏月贪凉饮冷，或汗出入冷水致感受水湿，水湿逆行皮中，阳气被遏所致

太阳中暍，身热疼重，而脉微弱，此以夏月伤冷水，水行

暑夹湿邪，水湿逆行皮中则身体疼重

暑湿伤阳，湿盛阳遏则脉微弱

皮中所致也。一物瓜蒂汤主之。

用一物瓜蒂散祛湿解暑

一物瓜蒂汤方

瓜蒂能吐能下，去头面四肢水气，水湿得去，热无所依，则暑邪自解

瓜蒂二七个

上剉，以水一升，煮取五合，去滓，顿服。

2. 解疑

对此证用药后世医家有不同看法，如陆渊雷《金匮要略今释》认为药不对症，"主一物瓜蒂汤，药不对症"。从其发病方式和临床表现判断，此当为"阴暑"，故用香薷饮发汗似更妥当。

Part 3

百合狐惑阴阳毒病脉证治

一、论述百合病的病因、证候、治疗原则和预后

1. 原文图解及释义

> 心主血脉，肺朝百脉，若心肺功能正常，气血调和，百脉皆得其养。若心肺一病，百脉皆病

论曰：百合病[1]者，百脉一宗，悉致其病也。

> 热扰于心，而致心神不安

意欲食复不能食，常默默，欲卧不能卧，欲行不能行，饮食或有美时，或有不用闻食臭时，

> 热扰于胃　　热扰于肺　　阴虚生内热

如寒无寒，如热无热，口苦，小便赤，

> 各种药物治疗效果都不佳，甚至服药后见剧烈呕吐或下利，发作时如神灵附体，症状多变，但形体却如正常人，没有显著病态

诸药不能治，得药则剧吐利，如有神灵者，身形如和，

其脉微数。

本证为阴虚内热，虚
则脉微，热则脉数

每溺时头痛者，六十日乃愈；若溺时头不痛，淅然者，四十日愈；若溺快然，但头眩者，二十日愈。

其证若发于未病之前多为情志不
遂，日久郁而化火，消铄阴液而成

其证或未病而预见，或病四五日而出，或病二十日，或一月微见者，各随证治之。

本病的治疗应根据具
体情况，随证施治

2. 名词解释

[1] 百合病：病名，指以精神恍惚不定，饮食行为异常，口苦小便赤，脉微数为临床特征的一类疾病，以心肺阴虚内热为其病机。

3. 解疑

（1）本病乃心肺阴虚成病，所以证候表现为两个方面：一为心肺阴虚内热，表现出一系列精神症状、心神不安及饮食行为失调等症状，如意欲饮食复不能食、欲卧不能卧、欲行不能行、如寒无寒、如热无热等。且百合病的精神症状具有时发时止的特征，"如有神灵者，身形如和"。其次，还有口苦、小便赤、脉微数等阴虚内热表现。

（2）肺通调水道，下输膀胱，膀胱外应皮毛，其脉上行至头，络脑，故小便时有头痛或恶风或头眩的症状出现。

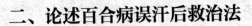

二、论述百合病误汗后救治法

1. 原文图解及释义

> 若将百合病误认为表证而用汗法，汗后阴液损伤更甚，燥热尤甚

> 治疗当用百合知母汤补虚清热，养阴润燥

百合病，发汗后者，百合知母汤主之。

百合知母汤方

> 保留百合养阴润肺，清心安神之效

> 此方以知母易生地黄，加强养阴清热，除烦润燥之效，故名为百合知母汤

百合七枚（劈）知母三两（切）

上先以水洗百合，渍一宿，当白沫出，去其水，更以泉水二升，煎取一升，去滓；别以泉水二升，煎知母，取一升，去滓；后合和煎，取一升五合，分温再服。

2. 解疑

若将百合病因阴虚内热、气血不行所致的"如寒无寒，如热无热"误认为表证而用汗法，则阴精损伤更甚，燥热尤甚，故本证还现心烦、口燥等虚热内盛之症。

三、论述百合病误下后救治法

1. 原文图解及释义

> 若将百合病误认为里实证而误用攻下法，则阴液更伤，内热加重，同时苦寒药物伤胃致胃气上逆

> 治当养阴清热，利水降逆，方用滑石代赭汤

百合病，下之后者，滑石代赭汤主之。

滑石代赭汤方

仍用百合清心润肺	清热利尿	重镇降逆和胃

百合七枚（劈） 滑石三两（碎，绵裹） 代赭石一枚（如弹丸大）
（碎，绵裹）

上先以水洗百合，渍一宿，当白沫出，去其水，更以泉水二升，
煎取一升，去滓；别以泉水二升煎滑石、代赭，取一升，去滓；
后合和重煎，取一升五合，分温服。

2. 解疑

若将百合病的"意欲食，复不能食"误以为是邪热入里的
实证，而误用攻下法，使阴液从大便泄出，势必更伤津液，加重
阴虚内热，从而出现小便短涩不利症状；同时，苦寒之剂克伐胃
气，往往会导致胃气上逆，而发生呕恶诸症。治用滑石代赭汤。
方仍以百合为主药，用泉水煎煮以增强其清润心肺的作用；滑石
清热利尿；赭石重镇降逆和胃。如此则心肺得以清润，胃气得以
和降，小便清，大便调，呕恶除。

四、百合病误治后救治法

1. 原文图解及释义

> 若百合病"饮食或有美时，或有不用闻食臭时"
> 等误认为是痰涎壅滞而用吐法，不仅更伤脾
> 胃之阴，使燥热愈重，而且会扰乱肺胃和降
> 之气，从而出现虚烦不眠、胃中不和等症

百合病吐之后者，百合鸡子汤主之。

治用百合鸡子汤养阴和中

百合鸡子汤方

百合养阴清热

鸡子黄养阴润燥，以滋胃阴

百合七枚（劈） 鸡子黄一枚

上先以水洗百合，渍一宿，当白沫出，去其水，更以泉水二升，煎取一升，去滓，内鸡子黄，搅匀，煎五分，温服。

2. 临床应用

本条辨证要点为百合病的基本脉症兼见小便短涩，虚烦不眠，胃中不和。

五、论述百合病的正治法

1. 原文图解及释义

百合病发病后虽然经过一段时间，但未经吐、下、发汗等误治

病状如刚开始发病时的情形，即临床表现如本篇首条所述，病机仍属于心肺阴虚内热

百合病，不经吐、下、发汗，病形如初者，百合地黄汤主之。

病机仍属心肺阴虚内热，故治疗用百合地黄汤养心润肺，益阴清热

百合地黄汤方

甘寒，入肺经，具有养阴润肺，清心安神之效

甘润，滋肾水，益心阴，且能清血热

百合七枚（劈） 生地黄汁一升

具有下热气，利小便之效，
用之煎百合加强其清热之效

上以水洗百合，渍一宿，当白沫出，出其水，更以泉水二升，煎取一升，去滓，内地黄汁，煎取一升五合，分温再服。中病[1]，勿更服。大便当如漆。

服药后大便黑如漆，此乃地黄汁本色，不用惊慌，停药后即可消失❶

初见成效后，不宜立即停服或更换药方，应守方继进

2. 名词解释

[1] 中病：中读"zhòng"，治疗方法切中病情，服药后病情明显好转之意。

六、论述百合病出现口渴的证治

1. 原文图解及释义

"一月不解"提示百合病病久不愈

因病久不愈，则阴愈虚而热愈重，出现口渴之症

百合病一月不解，变成渴者，百合洗方主之。

疾病加重，此时单纯用百合地黄汤内服则药力不够，当内服外洗并用

---

❶ 此处与教材释义不同，我们认为：生地黄色黄，服后经胃肠道腐熟则为熟地黄，故大便色黑，为热除之验。

> 肺与皮毛相表里,用百合浸汤外洗,"洗其外,
> 所以通其内", 起清热生津补液的作用

百合洗方

> 洗完,吃热汤面调养胃气
> 以生津,帮助除热止渴

上以百合一升,以水一斗,渍之一宿,以洗身,洗已,食煮饼^[1],
勿以盐豉^[2]也。

> 味咸伤津增渴,所以不要
> 吃太咸的食物,否则口渴

2. 名词解释

[1] 煮饼:热面条。

[2] 盐豉:咸的豆豉。

七、论述百合病变渴用百合洗方治疗不效证治

原文图解及释义

> 如上法治疗后,口渴仍不解,是因
> 为药不胜病,改用栝楼牡蛎散治疗

百合病,渴不差者,栝楼牡蛎散主之。

栝楼牡蛎散方

> 功能生津止渴,滋阴潜阳

生津止渴，清养肺胃

栝楼根 牡蛎（熬）等分

咸寒镇潜，引热下行，使热不
上炎消铄津液，则口渴得解

上为细末，饮服方寸匕，日三服。

八、论述百合病变热证治

1. 原文图解及释义

百合病的症状原为"如寒无
寒""如热无热"，热象并不
明显，今变为明显的发热，是
由里热较盛，外达肌肤所致

治疗用百合滑石散滋
养肺阴，清热利尿

百合病，变发热者，百合滑石散主之。
百合滑石散方

滑石清热利尿，使热从小
便而出，小便得利，里热
得除，则肌肤之热自解

百合养阴润肺，清
其上源，以滋其燥

百合一两（炙）[1]滑石三两
上为散，饮服方寸匕，日三服。当微利[2]者，止服，热则除。

用滑石利尿使热从小便排除，但不
可利尿太过，以免伤津。小便得利，
里热得除，则肌表之热自除

2. 名词解释

[1] 炙：此处炙百合不是常指的蜜炙，而是炒、烘、晒，使其焦脆易于研为散。

[2] 微利：指小便通利，尿量适度。利指利尿，微利指不要分利太过。

九、百合病治疗原则

原文图解及释义

> 百合病若见阴损及阳，兼见恶寒、神疲等阴寒证，则当酌用补阳之品

> 百合病主要病机为阴虚内热，故治疗要养阴清热，补阴之不足以制阳之偏盛

百合病见于阴者，以阳法救之；见于阳者，以阴法救之。

> 病见于阳，不养阴配阳，而攻阴，则阴更伤。若复发汗，则阳亦伤，病情加重，故称为"逆证"

见阳攻阴，复发其汗，此为逆；见阴攻阳，乃复下之，此亦为逆。

> 病见于阴，而不扶阳和阴，反攻阳，则阳更伤。若复下之，阴亦伤，病情加重，同样为"逆证"

十、论述狐惑病的证治

1. 原文图解及释义

> 湿热郁蒸，邪正相搏，出现发热等类似伤寒的症状。但本病发热为低热，身热不扬，病程较缠绵

狐惑[1]之为病，状如伤寒，默默欲眠，目不得闭，卧起不安，

> 湿热内蕴，胃气不和

> 湿热内蕴，心神被扰

蚀于喉为惑，蚀于阴为狐，不欲饮食，恶闻食臭，

> 湿热虫毒循经上扰上部咽喉致咽喉溃烂，声音嘶哑者为惑

> 湿热虫毒循经下注下部前后二阴，致二阴溃烂，疼痛难忍者为狐

其面目乍赤、乍黑、乍白。蚀于上部则声喝，甘草泻心汤主之。

> 湿热虫毒起伏，邪正相争，病色现于脸部，热盛则赤，湿盛则黑，正不胜邪则白

> 湿热虫毒上侵咽喉则声音嘶哑，治用甘草泻心汤清热燥湿，和中解毒

甘草泻心汤方

> 重用甘草为君药，清热解毒

> 黄芩、黄连合用，苦泻，清热降火，燥湿解毒

甘草四两 黄芩三两 人参三两 干姜三两 黄连一两 大枣十二枚 半夏半斤

> 干姜、半夏辛温燥湿

> 大枣与人参、甘草和胃扶正，健脾祛湿

上七味，水一斗，煮取六升，去滓，再煎，温服一升，日三服。

本方寒药与温药并用，去滓再煎可更好调和药性

2. 名词解释

[1]狐惑：病名，由湿热虫毒所致，以人体上部（目，喉）、下部（二阴）蚀烂为临床特征，又可分为狐病和惑病。

十一、论述湿毒蚀于前阴的外治法

原文图解及释义

足厥阴肝经绕阴器，抵少腹，上通咽喉，湿热虫毒循经下注则前阴蚀烂，循经上冲则咽喉干燥

蚀于下部则咽干，苦参汤洗之。

治用苦参汤熏洗前阴患处，清热燥湿、杀虫解毒，湿毒清则自愈

苦参汤方

苦参一升

以水一斗，煎取七升，去滓，熏洗，日三服。

十二、论述湿毒蚀于后阴的外治法

原文图解及释义

魄门与胃肠相通，湿热虫毒内蕴脾胃，循经下注于魄门则肛门蚀烂

治用雄黄熏洗患处，具杀虫、解毒、燥湿之效

蚀于肛者，雄黄熏之。

雄黄熏方

雄黄

上一味为末，筒瓦二枚合之，烧，向肛熏之。

（《脉经》云：病人或从呼吸上蚀其咽，或从下焦蚀其肛阴，蚀上为惑，蚀下为狐，狐惑病者，猪苓散主之）

十三、论述狐惑酿脓的证治

1. 原文图解及释义

病者脉数，无热[1]，微烦，默默但欲卧，汗出，初得之三四日，
目赤如鸠眼[2]；

> 肌肤无热但汗出，提示邪不在表

> 热扰于里，则见脉数、微烦、默默但欲卧

> 初得之三四日提示发病一段时间，湿热不解循经上犯于目而目赤，为痈脓将成之征

> 说明胃气未伤

七八日，目四眦[3]黑。若能食者，脓已成也，赤豆当归散主之。

> 疾病进一步发展，两眼内外眦颜色发黑，说明湿热蕴毒，肉腐成脓，脓已酿成

> 治疗用赤豆当归散清热利湿，解毒排脓

赤豆当归散方

赤小豆三升（浸，令芽出，曝干）当归三两

> 渗湿清热，解毒排脓

> 养血活血，祛瘀生新

上二味，杵为散，浆水服方寸匕，日三服。

> 既能清热解毒，又有和胃养阴之效

2. 名词解释

［1］无热：当为无发热恶寒，代指表证。

［2］鸠眼：鸠为鸟名，此鸟眼睛为红色，故此指目赤。

［3］目四眦：两眼内外眦。

十四、论述阳毒的证治

1. 原文图解及释义

| 感受温热性质时邪疫毒所致称为阳毒 | 热毒壅盛于血分，现于面部 | 热邪上炎，熏灼咽喉 | 热伤营血，腐溃成脓 |

阳毒之为病，面赤斑斑如锦文[1]，咽喉痛，唾脓血。

五日可治，七日不可治，升麻鳖甲汤主之。

| 五日疫毒未盛，正气未衰，故容易治愈。七日疫毒炽盛，正气不敌，故比较难治，预后较差 | 治疗用升麻鳖甲汤清热解毒化瘀 |

2. 名词解释

［1］锦文：文通"纹"，织锦上的彩色花纹或条纹。此指脸上有红色斑块如锦纹一样。

十五、论述阴毒的证治

1. 原文图解及释义

| 感受寒凉性质时邪疫毒所致称为阴毒 | 疫毒伤阴分，瘀血凝滞，经脉阻滞，现于面部则色青 |

阴毒之为病，面目青，

身痛[1]如被杖，咽喉痛。

血脉瘀滞，经脉痹阻，不通则痛

疫毒壅结咽喉则痛

五日可治，七日不可治，升麻鳖甲汤去雄黄、蜀椒主之。

意义如阳毒条文所解

阳毒用雄黄、蜀椒以阳从阳以速散。阴毒去之防伤其阳气

升麻鳖甲汤方

解百毒

增强升麻清热解毒之效

升麻二两 当归一两 蜀椒（炒去汗）一两 甘草二两

养血行血散瘀

解毒散邪

解毒辟秽

滋阴软坚散结

雄黄半两（研） 鳖甲手指大一片（炙）

上六味，以水四升，煮取一升，顿服之，老小再服，取汗。

本方药量小，故一次性服完方能取效

老人、小孩体弱透发无力，顿服不够就再服，取微汗就是助药力，发挥透解的作用

2. 名词解释

[1]身痛：臀部，腓肠肌小腿，如京剧中被杖，主要是下半身。

【解疑】根据"热者寒之""寒者热之"的治疗原则，有的学者认为升麻鳖甲汤当用以治阴毒，升麻鳖甲汤去雄黄、蜀椒当用于治阳毒，可供参考。

Part 4

疟病脉证并治

一、疟病的脉象和基本治法

原文图解及释义

| 弦脉为少阳主脉 |
| 数主热 | 迟脉主寒证 |
| 小紧脉主宿食积滞 |

师曰：疟脉自弦，弦数者多热，弦迟者多寒。弦小紧者，下之差；弦迟者，可温之；弦紧者，可发汗、针灸也；浮大者，

| 酌用泻下积滞之法 | 可用温法 | 风寒束表可发汗或针灸治疗 | 病趋于上 |

可吐之；弦数者，风发也，以饮食消息止之。

| 可酌用吐法 | 感受风邪而发热 | 采用饮食调养以治疗 |

二、疟母的形成及其证治

1. 原文图解及释义

| 五日为一候，三候为一节气 |

病疟，以月一日发，当以十五日愈，设不差，当月尽解。

如其不差，当云何？师曰：此结为癥瘕，名曰疟母，<u>急治之</u>，

> 疟病迁延日久，反复发作，必致正气渐衰，疟邪假血依痰，结成痞块，积于胁下，而成疟母

> 疟病寒热易于复发很难痊愈，故急治之

宜鳖甲煎丸。

鳖甲煎丸方

> 行气化瘀，除痰消癥

鳖甲十二分（炙）　乌扇三分（烧）　黄芩三分　柴胡六分　鼠妇三分（熬）　干姜三分　大黄三分　芍药五分　桂枝三分　葶苈一分（熬）　石韦三分（去毛）　厚朴三分　牡丹五分（去心）　瞿麦二分　紫葳三分　半夏一分　人参一分　䗪虫五分（熬）　阿胶三分（炙）　蜂窠四分（炙）　赤硝十二分　蜣螂六分（熬）　桃仁二分

上二十三味，为末，取锻灶下灰一斗，清酒一斛五斗，浸灰，候酒尽一半，着鳖甲于中，煮令泛烂如胶漆，绞取汁，内诸药，煎为丸，如梧子大，空心服七丸，日三服。（《千金方》用鳖甲十二片，又有海藻三分，大戟一分，䗪虫五分，无鼠妇、赤硝二味，以鳖甲煎和诸药为丸）

2. 拓展

疟母相当于现代医学疟疾所致的肝脾肿大。古人认为五日为一候，三候十五日为一个节气。人与自然界息息相关，天气更移，人身之气亦随之更移，气旺则正气胜邪而病愈。原文"当以十五日愈""当月尽解"，就是根据十五日节气更换推演而来的。对此不可机械地理解。虐病若迁延日久，反复发作，必致正气渐衰。疟母不消，则疟病很难痊愈，故宜"急治之"。

三、瘅疟的病机及其证候

1. 原文图解及释义

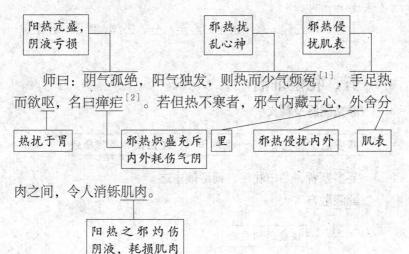

阳热亢盛，
阴液亏损

邪热扰
乱心神

邪热侵
扰肌表

师曰：阴气孤绝，阳气独发，则热而少气烦冤[1]，手足热
而欲呕，名曰瘅疟[2]。若但热不寒者，邪气内藏于心，外舍分

热扰于胃

邪热炽盛充斥
内外耗伤气阴

里

邪热侵扰内外

肌表

肉之间，令人消铄肌肉。

阳热之邪灼伤
阴液，耗损肌肉

2. 名词解释

[1] 烦冤：指烦闷不舒、难以言状的样子。

[2] 瘅疟：阳热炽盛，耗伤阴液，表现为但热不寒的疟病。
瘅，热也。

四、温疟证治

原文图解及释义

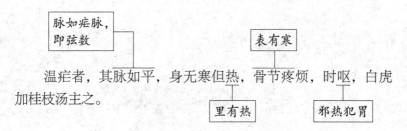

脉如疟脉，
即弦数

表有寒

温疟者，其脉如平，身无寒但热，骨节疼烦，时呕，白虎
加桂枝汤主之。

里有热

邪热犯胃

白虎加桂枝汤方

知母六两　甘草二两（炙）　石膏一斤　粳米二合　桂枝（去皮）三两

上锉，每五钱，水一盏半，煎至八分，去滓，温服，汗出愈。

五、牝疟证治

原文图解及释义

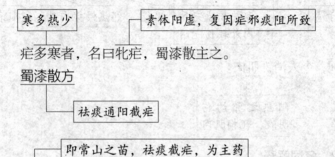

疟多寒者，名曰牝疟，蜀漆散主之。

蜀漆散方

蜀漆（烧去腥）　云母（烧二日夜）　龙骨等分

上三味，杵为散，未发前，以浆水服半钱。温疟加蜀漆半分，临发时，服一钱匕。（一方云母作云实）

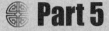

Part 5

中风历节病脉证治

一、论述中风病的病机及在络、经、腑、脏的不同见症

1. 原文图解及释义

中风病以一侧肢体不能随意运动为主症

若只有肢体一部分活动不利者是"痹证"

夫风之为病,当半身不遂[1],或但臂不遂者,此为痹[2]。脉微而数,中风使然。

脉微为气血不足;脉数为风邪入中。借脉象说明中风乃因气血不足,外邪诱发所致

2. 名词解释

[1]不遂:不能随意运动。

[2]痹:通"闭",指风寒湿杂至,使气血经脉闭塞不通而出现关节肌肉疼痛、活动不利的病证。

3. 拓展

中风与痹证的区别如下:中风表现为一侧肢体活动不利、口眼㖞斜,甚至神志不清,脉微数,乃内有气血不足,外有风邪入中所致,以正虚为主。痹证仅表现为局部关节肌肉疼痛、活动不利,如一侧上肢或一侧下肢,神志清楚,乃风寒湿杂至,经脉

闭阻不通所致，以邪实为主。

二、论述中风的病机与脉症

1. 原文图解及释义

> 脉紧提示表寒，寒主收引而致。脉浮提示里虚

> 营卫气血不足，卫外不固，风寒趁虚外袭，风寒乘虚侵入，邪正交争于肌表

寸口脉浮而紧，紧则为寒，浮则为虚，寒虚相搏，邪在皮肤。

> 脉浮且无力乃血气虚，血气虚则络脉空虚，脉络不充所致

> 患侧受邪，邪阻络脉，气血不畅，经脉失养松弛

浮者血虚，络脉空虚，贼邪[1]不泻，或左或右，邪气反缓，

> 正虚不能祛邪，邪随虚处留滞，或左或右

正气即急，正气引邪，㖞僻[2]不遂。

> 健侧无邪，气血流畅，相对而见紧张拘急

> 病侧松弛不用，健侧正常，健侧牵引患侧，而见口眼㖞斜

> 邪中络脉，营卫受阻，肌肤失养，而见麻木不仁，病情较轻

> 邪中于经脉，则血气阻滞，经脉不畅，致肢体沉重，运动障碍，病情较重

邪在于络，肌肤不仁；邪在于经，即重不胜[3]；

> 邪入于腑，则腑热盛，浊气蒙闭清窍，神明被扰，意识障碍。病情较重

> 邪入于脏，则邪并于心，神明无主，舌即难言，口吐涎，即语言障碍，病情亦较重

邪入于府，即不识人；邪入于藏，舌即难言，口吐涎。

2. 名词解释

[1] 贼邪：虚邪贼风之意，统指外邪。

[2] 喎僻：口眼喎斜，不能随意运动。

[3] 重不胜：肢体重滞，不易举动。

三、论述中风夹寒证治

1. 原文图解及释义

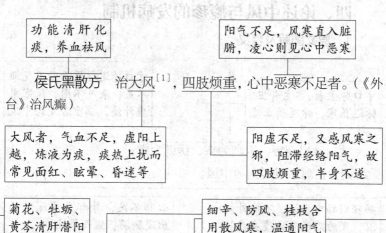

功能清肝化痰，养血祛风

阳气不足，风寒直入脏腑，凌心则见心中恶寒

侯氏黑散方　治大风[1]，四肢烦重，心中恶寒不足者。（《外台》治风癫）

大风者，气血不足，虚阳上越，炼液为痰，痰热上扰而常见面红、眩晕、昏迷等

阳虚不足，又感风寒之邪，阻滞经络阳气，故四肢烦重，半身不遂

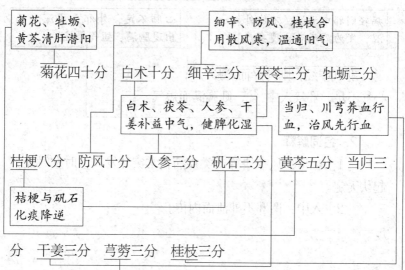

菊花、牡蛎、黄芩清肝潜阳

细辛、防风、桂枝合用散风寒，温通阳气

菊花四十分　白术十分　细辛三分　茯苓三分　牡蛎三分

白术、茯苓、人参、干姜补益中气，健脾化湿

当归、川芎养血行血，治风先行血

桔梗八分　防风十分　人参三分　矾石三分　黄芩五分　当归三

桔梗与矾石化痰降逆

分　干姜三分　芎劳三分　桂枝三分

上十四味，杵为散，酒服方寸匕，日一服，初服二十日，温酒调服，禁一切鱼肉大蒜，常宜冷食，六十日止，即药积在腹中不下也。热食即下矣，冷食自能助药力。

2. 名词解释

[1] 大风：古代的证候名称，乃阳虚血虚之体，风邪由外入内，直中脏腑经络所致的病证，如卒倒后中风证、麻风。

四、论述中风与瘾疹的发病机制

1. 原文图解及释义

| 寸口脉主表，亦主营卫。脉迟属寒，脉缓属正虚 | 寸口脉迟缓提示营卫气血不足，表气不固，风寒乘虚外侵，病重者发为中风 |

寸口脉迟而缓，迟则为寒，缓则为虚；
荣缓则为亡血，卫缓则为中风。

| 病轻则邪中于经，不能外泄，发为瘾疹而出现身痒 | 心肺不足，外邪乘虚深入而出现胸满、短气等症 |

邪气中经，则身痒而瘾疹[1]；
心气不足，邪气入中[2]，则胸满而短气。

2. 名词解释

[1] 瘾疹：风疹块等一类疾病，常突然发作，时发时止，起伏无定。

[2] 入中：谓邪不外泄而内传。

五、论述肝阳亢盛，风邪内动的证治

1. 原文图解及释义

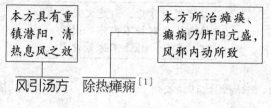

风引汤方　除热瘫痫[1]

- 本方具有重镇潜阳，清热息风之效
- 本方所治瘫痪、癫痫乃肝阳亢盛，风邪内动所致

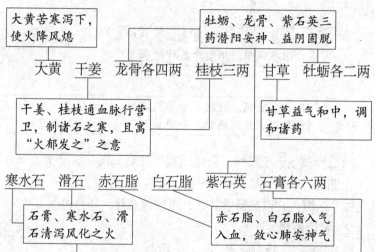

大黄　干姜　龙骨各四两　桂枝三两　甘草　牡蛎各二两

- 大黄苦寒泻下，使火降风熄
- 牡蛎、龙骨、紫石英三药潜阳安神、益阴固脱
- 干姜、桂枝通血脉行营卫，制诸石之寒，且寓"火郁发之"之意
- 甘草益气和中，调和诸药

寒水石　滑石　赤石脂　白石脂　紫石英　石膏各六两

- 石膏、寒水石、滑石清泻风化之火
- 赤石脂、白石脂入气入血，敛心肺安神气

上十二味，杵，粗筛，以韦囊盛之，取三指撮，井花水三升，煮三沸，温服一升。（治大人风引，少小惊痫瘛疭，日数十发，医所不疗，除热方。巢氏云：脚气宜风引汤）

2. 名词解释

[1]瘫痫：瘫为瘫痪，即半身不遂；痫指癫痫。

六、论述血虚火热证治

1. 原文图解及释义

本方具有滋阴养血，清热祛风之效

心肝阴血亏虚，血虚火热，虚热内扰，则神不内守，出现如狂、妄行、独语不休等症

防己地黄汤　治病如狂状，妄行[1]，独语[2]不休，无寒热，其脉浮。

脉浮，却身无寒热，即无表证，乃阴血亏虚，阴不涵阳，阳气外盛所致

防己、防风、桂枝、甘草用酒渍轻取，疏风通脉，和中祛邪

生地黄汁滋阴降火，养血息风

防己一钱　桂枝三钱　防风三钱　甘草二钱

上四味，以酒一杯，浸之一宿，绞取汁，生地黄二斤，哎咀，蒸之如斗米饭久，以铜器盛其汁，更绞地黄汁，和分再服。

2. 名词解释

[1] 妄行：行为反常。

[2] 独语：独自胡言乱语。

七、论述头风的外治法

1. 原文图解及释义

风寒犯及头部，经络阻滞，故见头痛、头眩

本方具有散寒通经止痛之效。用药物涂擦局部的外治法，效捷便利

头风[1]摩[2]散方

附子味辛大热，散经络风寒，通经止痛

味咸微辛，入血分祛皮肤风毒

大附子一枚（炮）　盐等分

上二味为散，沐了，以方寸匕，已摩疾上，令药力行。

2. 名词解释

［1］头风：发作性头痛、头眩之类的疾病。

［2］摩：涂抹之意。

八、论述肝肾不足，水湿内侵历节病的病机

1. 原文图解及释义

脉沉为病在里，主肾气不足，肾主骨，故曰"沉即主骨""沉即为肾"

脉弱提示肝血不足，肝主筋，故曰"弱即主筋""弱即为肝"

寸口脉沉而弱，沉即主骨，弱即主筋，沉即为肾，弱即为肝。汗出入水中，如水伤心[1]。历节黄汗[2]出，故曰历节。

肝肾不足，汗出腠理开泄，再因汗出之时入水中，水湿乘虚内侵，郁为湿热，伤及血脉，浸淫筋骨

湿热流注关节，气血不通，故关节疼痛、肿大，溢出黄汗，这就是历节病

2. 名词解释

［1］如水伤心：心主血脉，此乃水湿伤及血脉之意。

［2］黄汗：这里指历节病疼痛的关节处汗出色黄，而非指汗出色黄、遍及全身的黄汗病。

3. 拓展

"汗出入水中"，可以是汗出之时水中作业，也可是汗出

淋雨、淋冷水浴、居住寒湿之地等。

4. 临床应用

本条主要强调肝肾先虚为病之本，寒湿外侵为病之标，治疗时当分清轻重缓急。

九、论胃有蕴热复外感风湿历节病的病机

1. 原文图解及释义

脉浮为风，风性疏泄，致腠理开泄

趺阳脉候胃，脉滑为谷气实，即胃热盛

趺阳脉[1] 浮而滑，滑则谷气实，浮则汗自出。

胃热迫使津液外泄，故患者汗自出。汗类湿，若汗出当风，则风夹湿外袭，与内热相搏，亦能成历节病

2. 名词解释

[1]趺阳脉：候胃，在足背上五寸骨间动脉处，即足阳明胃经的冲阳穴。

十、论述血虚历节病的病机

1. 原文图解及释义

脉浮提示风邪外袭。少阴脉弱提示阴血不足

阴血亏虚，风邪乘虚侵袭，致筋脉痹阻、筋骨失养，则关节掣痛，不能屈伸

少阴脉[1] 浮而弱，弱则血不足，浮则为风，风血相搏，即疼痛如掣。

2. 名词解释

［1］少阴脉：候心、肾。手少阴神门脉，在掌后尺骨小头端陷中。足少阴太溪脉，在足内踝后五分陷中。

3. 临床应用

本条虽未言治法，但"治风先治血，血行风自灭"，治疗以养血为主，在养血之中加祛风的药。

十一、论述气虚湿盛，酒后汗出当风历节病病机

1. 原文图解及释义

> 身体肥胖，但脉涩小，提示形盛气衰，有余于外，不足于内

盛人[1]脉涩小，短气，自汗出，历节疼，不可屈伸，此皆饮酒汗出当风所致。

> 气虚不足，腠理不固，故短气、自汗

> 肥胖之人多湿，嗜酒更助其湿，且气虚汗出，腠理开泄，易招致外风，风湿相搏，留滞关节筋骨，气血不通，则关节疼痛不可屈伸

2. 名词解释

［1］盛人：体虚肥胖的人。

十二、论风湿历节证治

1. 原文图解及释义

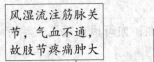

| 风湿流注筋脉关节，气血不通，故肢节疼痛肿大 | 病久不解，正气日渐衰弱，身体失养，故身体瘦弱 | 风湿上犯，则头晕目眩 |

诸肢节疼痛，身体魁羸[1]，脚肿如脱[2]，头眩短气，温温[3]欲吐，桂枝芍药知母汤主之。

| 湿阻中焦，胃失和降则呕恶 | 本证病机为风寒湿外袭，化热伤阴，治疗当用桂枝芍药知母汤祛风除湿，温经散寒，佐以滋阴清热 | 邪气日盛，湿无出路，渐次化热伤阴，流注下肢，则脚肿如脱 |

桂枝芍药知母汤方

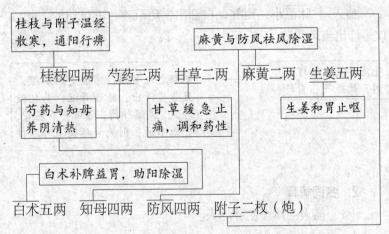

| 桂枝与附子温经散寒，通阳行痹 | | | 麻黄与防风祛风除湿 | |

桂枝四两　芍药三两　甘草二两　麻黄二两　生姜五两

| 芍药与知母养阴清热 | | 甘草缓急止痛，调和药性 | | 生姜和胃止呕 |

| 白术补脾益胃，助阳除湿 | | | |

白术五两　知母四两　防风四两　附子二枚（炮）

上九味，以水七升，煮取二升，温服七合，日三服。

2. 名词解释

[1]魁羸：形容关节肿大，但身体瘦弱。

[2] 脚肿如脱：形容双脚肿胀，且麻木不仁，好像与身体脱离一样。

[3] 温温：作"蕴蕴"解，指心中郁闷不舒。

3. 拓展

本证为风寒湿外袭，郁久化热伤阴，故临床可见发热不解之症，治疗当以祛邪为首务，兼夹养阴清热。

十三、论述偏嗜酸咸致历节病的病机及其与黄汗病的鉴别

原文图解及释义

> 酸适量能入肝补肝，若过食反伤肝损筋，筋伤则弛缓不用，运动失常，称之为"泄"

味酸则伤筋，筋伤则缓，名曰泄；
咸则伤骨，骨伤则痿，名曰枯。

> 咸适量能入肾补肾，若过食反伤肾，肾主骨生髓，肾伤则骨伤髓枯，致痿弱不能行立，称之为"枯"

> 恣食酸咸太过势必损伤肝肾，所以说"枯泄相搏"，肝肾俱伤则精竭血虚，骨痿不能行立，称为"断泄"

枯泄相搏，名曰断泄。

> 肝藏血，肾为元气之根，肝肾亏虚则营卫气血衰微，元气不能运行于三焦，四肢失其所养，日渐羸瘦。三焦气化失司，水湿不运，流注下肢关节，则两足肿大

荣气不通，卫不独行，荣卫俱微，三焦无所御，四属断绝，身体羸瘦，独足肿大，黄汗出，胫冷。假令发热，便为历节也。

> 若是遍身黄汗而无疼痛，伴胫冷、不发热，这是黄汗病

> 若是只见关节黄汗出伴疼痛、发热，这是历节病

十四、论述寒湿历节的证治

1. 原文图解及释义

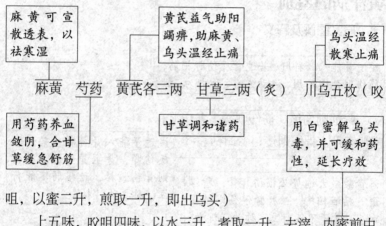

以方测证，此属寒湿凝滞关节，经脉痹阻不通，气血运行不畅，不通则痛，故关节疼痛不可屈伸

证属寒湿凝滞关节，故治疗当用乌头汤温经散寒，除湿止痛

病历节不可屈伸，疼痛，乌头汤主之。

乌头汤方　治脚气疼痛，不可屈伸。

麻黄可宣散透表，以祛寒湿

黄芪益气助阳蠲痹，助麻黄、乌头温经止痛

乌头温经散寒止痛

麻黄　芍药　黄芪各三两　甘草三两（炙）　川乌五枚（㕮

用芍药养血敛阴，合甘草缓急舒筋

甘草调和诸药

用白蜜解乌头毒，并可缓和药性，延长疗效

咀，以蜜二升，煎取一升，即出乌头）

上五味，㕮咀四味，以水三升，煮取一升，去滓，内蜜煎中，更煎之，服七合。

不知，尽服之。

若服药后没有反应，则把剩下的药服完

2. 拓展

（1）乌头有毒，服后可能有反应，故应掌握适当的用法，如服乌头汤后，唇舌肢体麻木，甚至昏眩呕吐，此时应加以辨别。若脉搏、呼吸、神志等无大的变化，则为有效之征，称为"瞑眩"

反应。如服后见到呼吸、心跳加快，脉搏有间歇现象，甚至神志昏迷的，则为中毒反应，当及时抢救。

（2）桂枝芍药知母汤证和乌头汤证的鉴别，见表5-1。

表5-1 桂枝芍药知母汤证和乌头汤证鉴别

鉴别项目	桂枝芍药知母汤证	乌头汤证
病因病机	风寒湿侵袭，渐次化热伤阴	寒湿凝滞
症状	关节疼痛麻木不仁，身体羸瘦，头眩短气，呕恶，发热	关节疼痛不可屈伸
治法	祛风除湿，温经散寒，滋阴清热	温经散寒，除湿止痛
用药	桂枝、附子、防风、麻黄、芍药、知母、白术、甘草、生姜	麻黄、乌头、黄芪、芍药、甘草、白蜜

十五、论述脚气冲心的外治法

原文图解及释义

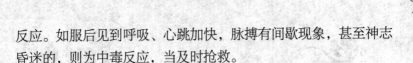

本方具有燥湿降浊，清热解毒之效

矾石汤　治脚气冲心。

指脚气病以腿脚肿胀痛重，或软弱无力、麻木不仁为特征，若伴见心悸、气喘、呕吐诸症，乃湿气上冲心肺所致，病情较重

煎水浸脚，导湿下行，清热解毒

矾石二两

上一味，以浆水一斗五升，煎三五沸，浸脚良。

Part 6

血痹虚劳病脉证并治

一、论述血痹的成因和轻证的证治

1. 原文图解及释义

> 血痹病是怎样得来的

> 养尊处优之人，虽然外表肌肉丰盛，其实筋骨脆弱，即有余于外，不足于内

问曰：血痹病[1]从何得之？师曰：夫尊荣人，骨弱肌肤盛，

> 内不足，若稍事劳作则体倦汗出，或心烦不安而辗转反侧

> 阳气更虚，易受外邪致血行滞涩，从而形成血痹

重因疲劳汗出，卧不时动摇，加被微风，遂得之。

> 脉微为阳微，脉涩为血滞，脉紧为外受风寒，因受邪较浅，故为小紧，且只见于寸口、关上

> 所以用针刺法引动阳气，阳气行则邪去，邪去则脉和而不紧，如此则血痹可愈

但以脉自微涩，在寸口、关上小紧，宜针引阳气，令脉和，紧去则愈。

2. 名词解释

[1]血痹病：以肢体局部麻木为主症，是由气血不足，感受外邪所引起。

3. 拓展

总结血痹病形成乃内有气血不足，外感风邪，导致血行不畅所致。本条文所述病情较轻，因微风诱发导致血行不畅，故治疗不当独祛邪气，而以流通气血而主，此即"血行风自灭"。

二、论述血痹重证证治

1. 原文图解及释义

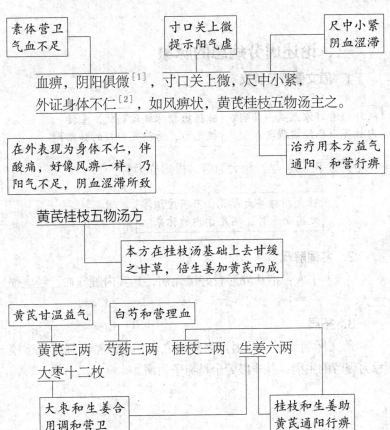

素体营卫气血不足

寸口关上微提示阳气虚

尺中小紧阴血涩滞

血痹，阴阳俱微[1]，寸口关上微，尺中小紧，外证身体不仁[2]，如风痹状，黄芪桂枝五物汤主之。

在外表现为身体不仁，伴酸痛，好像风痹一样，乃阳气不足，阴血涩滞所致

治疗用本方益气通阳、和营行痹

黄芪桂枝五物汤方

本方在桂枝汤基础上去甘缓之甘草，倍生姜加黄芪而成

黄芪甘温益气

白芍和营理血

黄芪三两　芍药三两　桂枝三两　生姜六两
大枣十二枚

大枣和生姜合用调和营卫

桂枝和生姜助黄芪通阳行痹

上五味，以水六升，煮取二升，温服七合，日三服。（一方有人参）

2. 名词解释

［1］阴阳俱微：营卫气血皆不足。

［2］不仁：肌肤麻木或感觉失灵。

3. 拓展

血痹以局部肌肉麻木为主，风痹以疼痛为主，临床需注意鉴别。

三、论述虚劳病总的脉象

1. 原文图解及释义

| 从外形看好像无病，其实内脏气血已经虚损之人 | 脉极虚指脉轻按则软，重按极无力，为精气内损的脉象 |

夫男子平人[1]，脉大为劳，极虚亦为劳。

| 脉大指脉浮大或芤，乃阴虚阳浮之有余于外，不足于内的脉象 |

2. 名词解释

［1］平人：指从外形看好像无病，其实内脏气血已经虚损之人。

3. 拓展

条文标明男子，乃因肾为先天之本，主藏精，强调肾虚精亏为虚劳的主因，并非虚劳全是男子为病。

四、论述阴血不足的虚劳脉症

1. 原文图解及释义

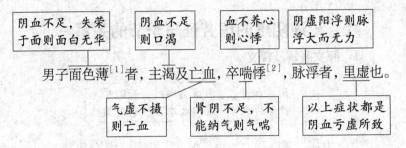

阴血不足，失荣于面则面白无华

阴血不足则口渴

血不养心则心悸

阴虚阳浮则脉浮大而无力

男子面色薄[1]者，主渴及亡血，卒喘悸[2]，脉浮者，里虚也。

气虚不摄则亡血

肾阴不足，不能纳气则气喘

以上症状都是阴血亏虚所致

2. 名词解释

[1]面色薄：面色淡白而无华。

[2]卒喘悸：卒同"猝"。指病人稍一动作即出现气喘、心悸。

五、论述气血两虚的虚劳脉症

1. 原文图解及释义

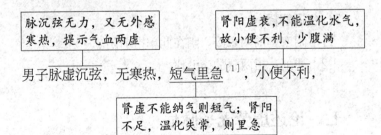

脉沉弦无力，又无外感寒热，提示气血两虚

肾阳虚衰，不能温化水气，故小便不利、少腹满

男子脉虚沉弦，无寒热，短气里急[1]，小便不利，

肾虚不能纳气则短气；肾阳不足，温化失常，则里急

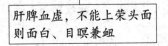

面色白，时目瞑，兼衄，少腹满，此为劳使之然。

肝脾血虚，不能上荣头面则面白、目瞑兼衄

这些都属于气血两虚的虚劳范畴

2. 名词解释

［1］里急：腹中拘急。

六、论述阴虚的虚劳证与季节的关系

1. 原文图解及释义

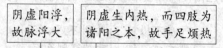

| 阴虚阳浮，故脉浮大 | 阴虚生内热，而四肢为诸阳之本，故手足烦热 |

劳之为病，其脉浮大，手足烦，春夏剧，秋冬瘥。

| 阴虚虚劳为病可见以下症状 | 春夏木火正盛，阳气外浮，阴愈虚，故病加重 | 秋冬金水相生，阳气内藏，阴不受伐，故病减轻 |

| 阴虚及阳，精关不固，故阴寒精自出 | 肾藏精主骨，精失肾虚骨弱，致两腿酸痛瘦削，不能行动 |

阴寒[1]精自出，酸削[2]不能行。

2. 名词解释

［1］阴寒：前阴寒冷。阴在此单指前阴。

［2］酸削：指两腿酸痛消瘦。

七、论述虚劳无子脉症

原文图解及释义

| 虚阳外浮，故脉浮而弱 | 精亏血少则脉来涩滞 | 精气交亏致精清不温，不能授胎而无子 |

男子脉浮弱而涩，为无子，精气清冷（一作泠）。

八、论述虚劳失精梦交的证治

1. 原文图解及释义

经常梦遗、滑精导致肾精过度耗损

阴损及阳，致肾阳虚而少腹弦急，阴头寒

夫失精家[1]，少腹弦急，阴头寒，目眩（一作目眶痛），发落，

极虚为精血不足所致；芤迟脉至数不足，为阳气亏虚所致

精血不足，不能上注于目则目眩，毛发失养则发落

脉极虚芤迟，为清谷[2]、亡血、失精。

脉芤动乃阴虚阳浮所致；微紧主虚寒。此脉象乃阴阳两虚之象

极虚芤迟的脉象，既可见于失精家，也可见于清谷、亡血者

脉得诸芤动微紧，男子失精，女子梦交[3]，

本证病因为阴阳两虚，阴阳不交所致，治疗用桂枝加龙骨牡蛎汤调和阴阳，潜阳固涩

芤动微紧的脉象在男子则为失精，在女子则为梦交，乃阴损及阳所致

桂枝加龙骨牡蛎汤主之。

桂枝加龙骨牡蛎汤方（《小品》云：虚弱浮热汗出者，除桂，加白薇、附子各三分，故曰二加龙骨汤）

用桂枝汤和气血，调阴阳

用龙骨镇惊安神，敛汗固精

桂枝　芍药　生姜各三两　甘草二两　大枣十二枚　龙骨

牡蛎各三两

用牡蛎敛阴潜阳，镇摄固纳

上七味，以水七升，煮取三升，分温三服。

2. 名词解释

[1] 失精家：经常梦遗、滑精之人。

[2] 清谷：指大便清稀，并杂有不消化食物。

[3] 梦交：夜梦性交。

九、论述阳虚失精的治疗

1. 原文图解及释义

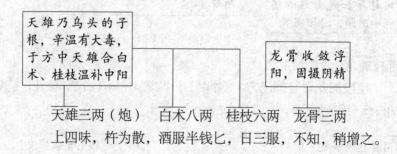

本方具有温阳摄精之效，治元阳虚损，男子失精

天雄散方

天雄乃乌头的子根，辛温有大毒，于方中天雄合白术、桂枝温补中阳

龙骨收敛浮阳，固摄阴精

天雄三两（炮）　白术八两　桂枝六两　龙骨三两

上四味，杵为散，酒服半钱匕，日三服，不知，稍增之。

十、论述虚劳盗汗证治

1. 原文图解及释义

> 脉虚弱主阳虚、气虚

> 脉细微主阴虚、血虚

男子平人，脉虚弱细微者，喜盗汗也。

> 从脉象可见患者阴阳气血皆虚，阳虚不固，阴虚不守则容易出现盗汗

2. 拓展

本病治疗可用桂枝加龙骨牡蛎汤，若阴虚火旺较明显，则用当归六黄汤。

十一、论述虚劳脉大证治

1. 原文图解及释义

> 年五六十，脉大而无力，乃精气内衰之象，但有虚寒、虚热的区别

> 脾气虚寒，运化失职则腹中肠鸣

> 阴虚火旺，与痰搏结而致马刀侠瘿

人年五六十，其病脉大者，痹侠背行[1]，若肠鸣、马刀侠瘿[2]者，皆为劳得之。

> 以上三种病证，虽有寒热不同，但都是过劳损失精气而致

> 精气内衰，经脉失养则脊背麻木

2. 名词解释

[1] 痹侠背行：脊柱两旁有麻木感。

[2] 马刀侠瘿：此即瘰疬。结核生于腋下名马刀，生于颈旁为侠瘿，二者常互相联系，故并称。

十二、论述虚劳脱气证治

1. 原文图解及释义

> 脉沉小迟是脾肾阳虚的反映，称为"脱气"

> 肾虚不纳气致疾行则气喘有声

脉沉小迟，名脱气[1]，其人疾行则喘喝[2]，手足逆寒，腹满，甚则溏泄，食不消化也。

> 脾肾阳虚，运化减弱则腹满便溏、食不消化

> 阳虚不温则手足逆寒

2. 名词解释

[1] 脱气：病机，指阳气虚衰。

[2] 喘喝：气喘有声。

3. 拓展

依据病机，本证可用附子理中汤治疗。

十三、论述虚劳脉革证治

1. 原文图解及释义

> 革脉包括弦和大两脉

> 弦脉是按之不移；革脉之弦，重按则减，主寒

> 弦脉之大是洪大有力；革脉之大，大而中空，主虚

脉弦而大，弦则为减，大则为芤，减则为寒，芤则为虚，

> 以上两种脉相合则为革脉

> 依前所述，革脉外强中空，如按鼓皮，提示精血亏损，女子见之是漏下半产，男子见之是亡血或失精

虚寒相搏，此名为革。妇人则半产漏下[1]，男子则亡血失精。

2. 名词解释

[1] 漏下：非经期下血，淋漓不断。

十四、论述阴阳两虚的虚劳证治

1. 原文图解及释义

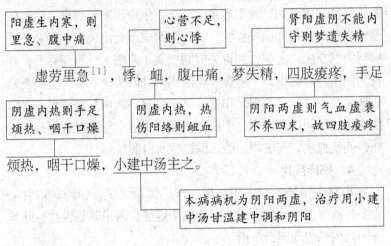

阳虚生内寒，则里急、腹中痛

心营不足，则心悸

肾阳虚阴不能内守则梦遗失精

虚劳里急[1]，悸，衄，腹中痛，梦失精，四肢痠疼，手足

阴虚内热则手足烦热、咽干口燥

阴虚内热，热伤阳络则衄血

阴阳两虚则气血虚衰不养四末，故四肢痠疼

烦热，咽干口燥，小建中汤主之。

本病病机为阴阳两虚，治疗用小建中汤甘温建中调和阴阳

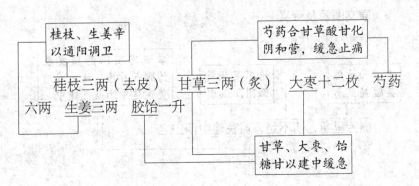

小建中汤方

本方为桂枝汤倍芍药加饴糖

桂枝、生姜辛以通阳调卫

芍药合甘草酸甘化阴和营，缓急止痛

桂枝三两（去皮）　甘草三两（炙）　大枣十二枚　芍药六两　生姜三两　胶饴一升

甘草、大枣、饴糖甘以建中缓急

上六味，以水七升，煮取三升，去滓，内胶饴，更上微火消解，温服一升，日三服。（呕家不可用建中汤，以甜故也）

2. 名词解释

[1]里急：腹中有拘急感，但按之不硬。

3. 拓展

本证为阴阳两虚证。因人体阴阳是相互维系的，虚劳病的发展往往阴虚及阳，或阳虚及阴，从而出现阴阳两虚证。阴阳偏盛偏衰就产生偏寒偏热症状，故阴阳两虚就会出现寒热错杂证。脾胃为气血生化之源，脾胃失健则气血（阴阳）乏源而并亏；脾胃为阴阳升降之枢纽，中虚失运则阴阳升降失司。故《金匮要略心典》言："欲求阴阳之和者，必于中气，求中气之立者，必以建中也。"阴阳两虚责之于脾胃，治用小建中汤恢复脾胃健运功能，使气血生，气机调，偏寒偏热症状自能缓解。

4. 临床应用

小建中汤虽治疗阴阳两虚、寒热错杂之证，但用药以甘温为主，故多用于治疗阴阳两虚而偏阳虚证。若见明显舌红、脉数等阴虚内热表现则当慎用。

十五、论述脾气虚弱的证治

原文图解及释义

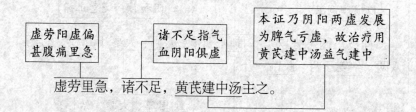

虚劳阳虚偏甚腹痛里急 ┐ 诸不足指气血阴阳俱虚 ┐ 本证乃阴阳两虚发展为脾气亏虚，故治疗用黄芪建中汤益气建中

虚劳里急，诸不足，黄芪建中汤主之。

仍用小建中汤，建中气，调阴阳，加用黄芪补中气，缓急迫

气短胸满者，乃阳气上虚，阴占阳位所致，加生姜散阴邪

于小建中汤内加黄芪一两半，余依上法。气短胸满者加生姜，

腹满者，乃太阴湿聚，健运失职所致，故去滋腻大枣，加茯苓淡渗利湿

补气，加半夏借泻为补

腹满者去枣，加茯苓一两半，及疗肺虚损不足，

补气加半夏三两。

十六、论述肾气虚的虚劳腰痛证治

1. 原文图解及释义

肾阴阳两虚，偏重于阳虚，治疗用肾气丸温肾阳滋肾阴，化气行水

肾气不足，腰府不养则腰痛

虚劳腰痛，少腹拘急，小便不利者，八味肾气丸主之。（方

见脚气中）

肾虚失温则少腹拘急

肾气不足，膀胱气化不利则小便不利

2. 拓展

肾气丸中以地黄滋阴补肾；山茱萸补肝阴；牡丹皮清泻肝火；山药健脾益肾；茯苓与泽泻健脾利湿泄浊；少量桂枝、附子各温补肾阳，鼓舞正气，量少意不在补火，而在"微微生火以生肾气"，故名"肾气丸"。

十七、论述虚劳风气百疾证治

1. 原文图解及释义

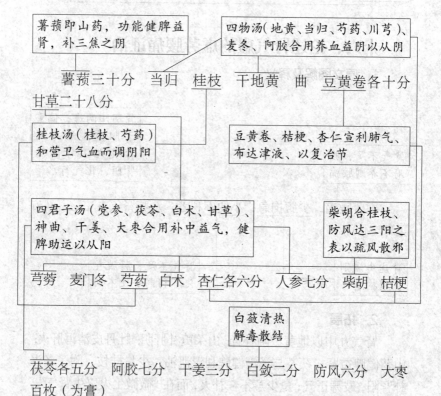

指人体阴阳、气血、营卫俱不足，诸虚不足，抗邪无力，容易感受外邪而成各种疾病

因本病乃因虚而受外邪，故治疗应着重扶正，不能单纯祛风，以免损伤正气，方用薯蓣丸健脾补气养血，扶正祛邪

虚劳诸不足，风气[1]百疾，薯蓣丸主之。

薯蓣丸方

薯蓣即山药，功能健脾益肾，补三焦之阴

四物汤(地黄、当归、芍药、川芎)、麦冬、阿胶合用养血益阴以从阴

薯蓣三十分　当归　桂枝　干地黄　曲　豆黄卷各十分
甘草二十八分

桂枝汤(桂枝、芍药)和营卫气血而调阴阳

豆黄卷、桔梗、杏仁宣利肺气、布达津液、以复治节

四君子汤(党参、茯苓、白术、甘草)、神曲、干姜、大枣合用补中益气，健脾助运以从阳

柴胡合桂枝、防风达三阳之表以疏风散邪

芎劳　麦门冬　芍药　白术　杏仁各六分　人参七分　柴胡　桔梗

白蔹清热解毒散结

茯苓各五分　阿胶七分　干姜三分　白蔹二分　防风六分　大枣百枚(为膏)

上二十一味，末之，炼蜜和丸，如弹子大，空腹酒服一丸，一百丸为剂。

以百丸为剂说明此类疾病治疗不可操之过急，否则欲速而不达

风气百疾当属慢性病，故用丸剂缓图之

2. 名词解释

［1］风气：泛指病邪。因为风为百病之长，风邪侵入人体能引起多种疾病。

十八、论述肝阴不足、心血亏虚之虚劳不寐证治

1. 原文图解及释义

肝藏魂，心藏神，肝阴不足则肝不藏魂，心血不足则心不养神，故不寐。肝阴虚则虚热内生，扰乱心神，故心烦卧而不得熟睡

治疗用酸枣仁汤养阴清热，宁心安神

虚劳虚烦[1]不得眠，酸枣仁汤主之。

酸枣汤方

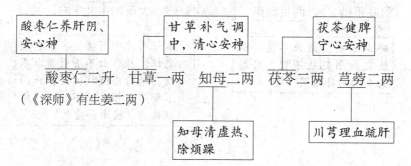

酸枣仁养肝阴、安心神

甘草补气调中，清心安神

茯苓健脾宁心安神

酸枣仁二升　甘草一两　知母二两　茯苓二两　芎劳二两

（《深师》有生姜二两）

知母清虚热、除烦躁

川芎理血疏肝

上五味，以水八升，煮酸枣仁，得六升，内诸药，煮取三升，分温三服。

2. 名词解释

[1] 虚烦：由阴虚内热所致之烦，非实热证所致。

十九、论述虚劳干血证治

1. 原文图解及释义

五劳、七伤日久不愈致身体极度消瘦

瘀血内停，阻滞气机，脾失健运，故腹满不能饮食

五劳虚极[1]羸瘦，腹满[2]不能饮食，

食伤、忧伤、饮伤、房室伤、饥伤、劳伤、经络荣卫气伤，

内有干血[3]，

五劳、七伤日久致正气极虚，经络营卫气血运行皆受影响，血行不畅，瘀血内停，称为"干血"

此七项为"七伤"

本证乃因虚而致瘀，瘀久成劳，故瘀血不去则新血不生，治疗当用大黄䗪虫丸祛瘀生新

肌肤甲错[4]，两目黯黑[5]。缓中补虚，大黄䗪虫丸主之。

瘀血不去，新血不生，肌肤失养则肌肤甲错，目睛失养则两目黯黑

本证乃虚中有实，实中有虚之证，且瘀血不去则新血不生，治疗当缓攻，使扶正而不留瘀，祛瘀而不伤正，所以称为"缓中补虚"

大黄䗪虫丸方

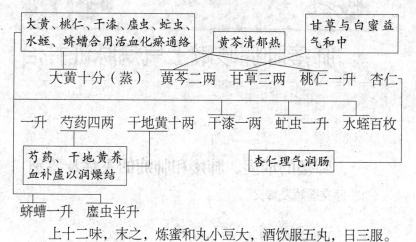

大黄、桃仁、干漆、䗪虫、虻虫、水蛭、蛴螬合用活血化瘀通络　　黄芩清郁热　　甘草与白蜜益气和中

大黄十分（蒸）　黄芩二两　甘草三两　桃仁一升　杏仁一升　芍药四两　干地黄十两　干漆一两　虻虫一升　水蛭百枚

芍药、干地黄养血补虚以润燥结　　杏仁理气润肠

蛴螬一升　䗪虫半升

上十二味，末之，炼蜜和丸小豆大，酒饮服五丸，日三服。

制为丸剂，峻剂丸服，意在缓攻，使瘀血去，新血生，气血渐复，即上文所言"缓中补虚"

酒服可助药力，通络行血祛瘀

2. 名词解释

［1］五劳虚极：因五劳七伤，久病导致人体虚损，程度严重而称之。

［2］腹满：在此为自觉症状，因腹中有瘀血留着，重则结聚成块，虽从外形看腹部不胀，但患者自觉腹中胀满。

［3］干血：瘀血日久谓之干血。

［4］肌肤甲错：皮肤粗糙、干枯如鳞甲。

［5］两目黯黑：白睛呈青黯色，或自觉视物黯黑不清，二者皆为瘀血内停的症状。

3. 拓展

本证属虚劳夹瘀，临床在条文所述的症状之外，尚可见舌有瘀点、瘀斑、脉涩等症。

Part 7

肺痿肺痈咳嗽上气病脉证并治

一、肺痿的成因、肺痿和肺痈的主症及鉴别

1. 原文图解及释义

> 上焦有热，虚热灼肺，肺气上逆，则为咳嗽，咳久致肺气受损，痿弱不振

> 肺痿形成的原因

问曰：热在上焦者，因咳为肺痿。肺痿之病，何从得之？

> 发汗过多　呕吐频作　小便频数量多

师曰：或从汗出，或从呕吐，或从消渴[1]，小便利数，或从便难，又被快药下利，重亡津液，故得之。

> 大便干结　泻下峻猛攻下太过　虚热内生

> 上焦　虚热灼肺则咳

曰：寸口脉数，其人咳，口中反有浊唾涎沫[2]者何？

> 热证

> 反字说明本应为干咳少痰，肺气痿弱，津液不能正常输布，反停聚于肺，受热煎熬，遂成痰浊。痰浊唾沫随肺气上逆而吐出，此乃肺痿之特点

口中干燥

师曰：为肺痿之病。若口中辟辟燥，咳即胸中隐隐痛，脉反滑数，此为肺痈，咳唾脓血。脉数虚者为肺痿，数实者为肺痈。

数而无力   数而有力

2. 名词解释

[1] 消渴：指口渴不已，饮水即消。包括消渴病与消渴症。

[2] 浊唾涎沫：浊唾指稠痰，涎沫指稀痰。

二、肺痈的病因病机、脉症和预后

原文图解及释义

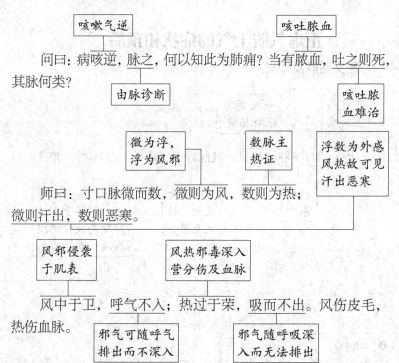

咳嗽气逆   咳吐脓血

问曰：病咳逆，脉之，何以知此为肺痈？当有脓血，吐之则死，其脉何类？

由脉诊断

咳吐脓血难治

微为浮，浮为风邪   数脉主热证   浮数为外感风热故可见汗出恶寒

师曰：寸口脉微而数，微则为风，数则为热；微则汗出，数则恶寒。

风邪侵袭于肌表   风热邪毒深入营分伤及血脉

风中于卫，呼气不入；热过于荣，吸而不出。风伤皮毛，热伤血脉。

邪气可随呼气排出而不深入   邪气随呼吸深入而无法排出

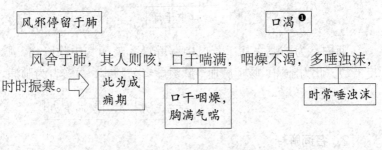

风舍于肺，其人则咳，口干喘满，咽燥不渴，多唾浊沫，时时振寒。

三、正虚气脱上气的症状和预后

原文图解及释义

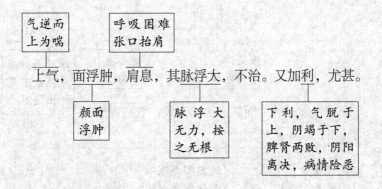

上气，面浮肿，肩息，其脉浮大，不治。又加利，尤甚。

---

❶ 此有争议。

四、邪实气闭上气的症状和预后

1. 原文图解及释义

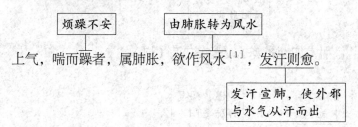

烦躁不安　　由肺胀转为风水

上气，喘而躁者，属肺胀，欲作风水[1]，发汗则愈。

发汗宣肺，使外邪
与水气从汗而出

2. 名词解释

[1]风水：病名，水气病的一种，属水气偏表在肺者。详见《水气病脉证并治》篇。

五、虚寒肺痿的证治

原文图解及释义

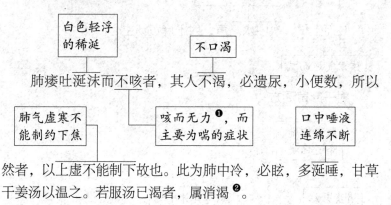

白色轻浮
的稀涎　　不口渴

肺痿吐涎沫而不咳者，其人不渴，必遗尿，小便数，所以

肺气虚寒不　　咳而无力❶，而　　口中唾液
能制约下焦　　主要为喘的症状　　连绵不断

然者，以上虚不能制下故也。此为肺中冷，必眩，多涎唾，甘草干姜汤以温之。若服汤已渴者，属消渴❷。

---

❶ 可能有的同学这么理解："不咳"就是"不咳嗽"，既然是"不咳嗽"又怎么会是"咳而无力"。这里应该这样理解，本来这个肺痿病是应该有咳嗽的，但虚寒肺痿的条件下，病人出现咳而无力，而表现出喘的特点，故张仲景用"不咳"二字进行描述。

❷ 此句难明，存疑。

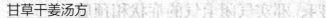

甘草干姜汤方

> 温肺复气，
> 温阳散寒

甘草四两（炙）　干姜二两（炮）

> 甘温，补
> 中益气

> 辛温，温复
> 脾肺之阳

上㕮咀，以水三升，煮取一升五合，去滓，分温再服。

六、寒饮郁肺的咳嗽上气证治

原文图解及释义

> 喉中痰鸣声不断，
> 如同鸡叫声

咳而上气，喉中水鸡声，射干麻黄汤主之。

> 咳嗽气逆而喘

射干麻黄汤方

> 散寒宣肺，
> 降逆化痰

> 消痰开结

> 宣肺平喘

射干十三枚（一法三两）　麻黄四两　生姜四两　细辛三两
紫菀三两　款冬花三两　五味子半斤　大枣七枚　半夏大者八枚
（洗）（一法半升）

上九味，以水一斗二升，先煮麻黄两沸，去上沫，内诸药，煮取三升，分温三服。

七、痰浊壅肺的咳喘证治

原文图解及释义

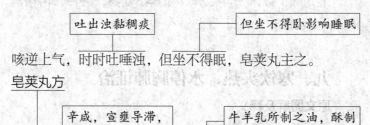

咳逆上气，时时吐唾浊，但坐不得眠，皂荚丸主之。

皂荚丸方

皂荚八两（刮去皮，用酥炙）

上一味，末之，蜜丸梧子大，以枣膏和汤服三丸，日三夜一服。

八、寒饮夹热，上迫于肺证治

原文图解及释义

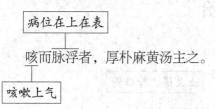

咳而脉浮者，厚朴麻黄汤主之。

厚朴麻黄汤方

散饮除热，止咳平喘

厚朴五两　麻黄四两　石膏如鸡子大　杏仁半升　半夏半升　干姜二两　细辛二两　小麦一升　五味子半升

上九味，以水一斗二升，先煮小麦熟，去滓，内诸药，煮取三升，温服一升，日三服。

九、寒饮夹热，水停胸肺证治

原文图解及释义

脉沉者，泽漆汤主之。

病在里在下

泽漆汤方

逐水消饮止咳

半夏半升　紫参五两（一作紫菀）　泽漆三斤（以东流水五斗，煮取一斗五升）　生姜五两　白前五两　甘草　黄芩　人参　桂枝各三两

上九味，㕮咀，内泽漆汁中，煮取五升，温服五合，至夜尽。

十、虚热肺痿证治

原文图解及释义

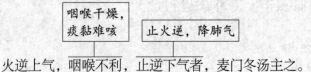

咽喉干燥，痰黏难咳　　止火逆，降肺气

火逆上气，咽喉不利，止逆下气者，麦门冬汤主之。

麦门冬汤方

滋阴清热，
降逆火气

半夏甘温与大量
麦冬相伍而不燥

麦门冬七升　半夏一升　人参三两　甘草二两　粳米三合

重用麦冬养阴
润肺，清虚热

大枣十二枚

上六味，以水一斗二升，煮取六升，温服一升，日三夜一服。

十一、肺痈邪实壅滞证治

原文图解及释义

邪实气闭，故胸满
气喘而不能平卧

肺痈，喘不得卧，葶苈大枣泻肺汤主之。

葶苈大枣泻肺汤方

开泻肺气，
行水祛饮

葶苈（熬令黄色，捣丸如弹子大）　大枣十二枚

辛苦寒，开泻肺
气，清热利水

大枣甘温安
中，缓和药性

上先以水三升，煮枣取二升，去枣，内葶苈，煮取一升，顿服。

恐其药猛而伤正气

十二、肺痈溃脓的症状和治法

原文图解及释义

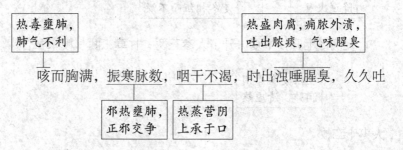

脓如米粥者，为肺痈，桔梗汤主之。

桔梗汤方（亦治血痹）

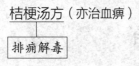

桔梗一两　甘草二两

上二味，以水三升，煮取一升，分温再服，则吐脓血也。

十三、饮热迫肺肺胀证治

原文图解及释义

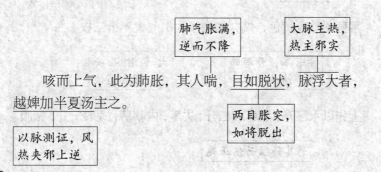

咳而上气，此为肺胀，其人喘，目如脱状，脉浮大者，越婢加半夏汤主之。

越婢加半夏汤方

宣肺泄热，化饮降逆

麻黄六两　石膏半斤　生姜三两　大枣十五枚　甘草二两
半夏半升

上六味，以水六升，先煮麻黄，去上沫，内诸药，煮取三升，
分温三服。

十四、外寒内饮夹热咳喘证治

原文图解及释义

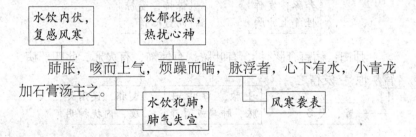

水饮内伏，
复感风寒

饮郁化热，
热扰心神

肺胀，咳而上气，烦躁而喘，脉浮者，心下有水，小青龙
加石膏汤主之。

水饮犯肺，
肺气失宣

风寒袭表

小青龙加石膏汤方（《千金》证治同，外更加胁下痛引缺盆）

解表化饮，
清热除烦

麻黄　芍药　桂枝　细辛　甘草　干姜各三两　五味子
半夏各半升　石膏二两

上九味，以水一斗，先煮麻黄，去上沫，内诸药，煮取三升。
强人服一升，羸者减之，日三服，小儿服四合。

Part 8

奔豚气病脉证治

一、奔豚气病的病因和主症

1. 原文图解及释义

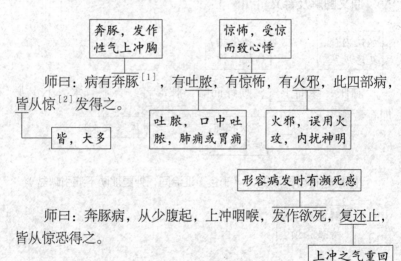

| 奔豚，发作性气上冲胸 | | 惊怖，受惊而致心悸 |

师曰：病有奔豚[1]，有吐脓，有惊怖，有火邪，此四部病，皆从惊[2]发得之。

| 皆，大多 | 吐脓，口中吐脓，肺痈或胃痈 | 火邪，误用火攻，内扰神明 |

| 形容病发时有濒死感 |

师曰：奔豚病，从少腹起，上冲咽喉，发作欲死，复还止，皆从惊恐得之。

| 上冲之气重回下焦而停止 |

2. 名词解释

[1]奔豚：病名，为一种发作性疾病，形容症状如小猪之奔窜。

[2]惊：惊在此处不单指惊吓或恐惧，而是包括怒、忧、思、

100

悲、恐、惊等情志变动在内。

二、肝郁化热奔豚证治

1. 原文图解及释义

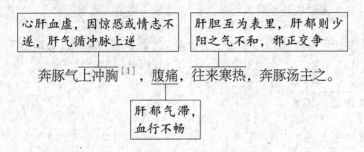

上九味，以水二斗，煮取五升，温服一升，日三夜一服。

2. 名词解释

[1] 气上冲胸：气从少腹上冲胸膺。

三、误汗后阳虚寒逆奔豚证治

1. 原文图解及释义

发汗之后再次强行发
汗，汗出过多而阳气受
伤，寒邪从针处侵入

邪热壅聚，局部红
肿（感染）之象

发汗后，烧针令其汗，针处被寒，核起而赤者，必发奔豚，气从小腹上至心，灸其核上各一壮，与桂枝加桂汤主之。

心肾阳虚，因寒
邪侵袭，下焦寒
气随冲气上逆

桂枝加桂汤方

加桂枝，振奋心
阳降逆气；加肉
桂，温肾纳气

桂枝五两　芍药三两　甘草二两（炙）　生姜三两　大枣十二枚

上五味，以水七升，微火煮取三升，去滓，温服一升。

2. 名词解释

[1] 烧针：先将毫针刺入患者腧穴，再将艾绒裹在针柄上以火点燃，依靠针体传热的作用，达到治愈疾病的目的，也叫温针。

四、误汗后阳虚引动欲作奔豚证治

1. 原文图解及释义

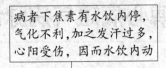

发汗后，脐下悸[1]者，欲作奔豚，茯苓桂枝甘草大枣汤主之。

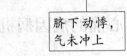

茯苓桂枝甘草大枣汤方

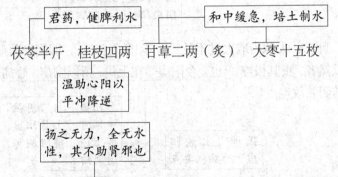

上四味，以甘澜水一斗，先煮茯苓，减二升，内诸药，煮取三升，去滓，温服一升，日三服。（甘澜水法：取水二斗，置大盆内，以勺扬之，水上有珠子五六千颗相逐，取用之）

2. 名词解释

[1] 脐下悸：指脐以下（少腹部）有跳动的感觉。

Part 9

胸痹心痛短气病脉证治

一、论述胸痹、心痛的病因病机

1. 原文图解及释义

> 上焦阳虚，阴寒内盛，
> 阴乘阳位，痹阻胸阳

师曰：夫脉当取太过不及[1]，阳微阴弦[2]，即胸痹而痛，所以然者，责其极虚[3]也。今阳虚知在上焦，所以胸痹、心痛者，以其阴弦故也。

> 强调"上焦阳虚"为病机要点

> "阳微"与"阴弦"缺一不可，上焦阳虚，阴邪上逆，痹阻胸阳，不通则痛

2. 名词解释

[1] 太过不及：脉象的形态过于正常的称太过，不足于正常的称不及。太过与不及，有时可以同时出现。

[2] 阳微阴弦：阳指寸部脉，阴指尺部脉，寸脉微是上焦阳虚，为不及，尺脉弦是下焦阴盛，为太过。

[3] 极虚：指胸中的阳气虚弱。

二、因邪实所致胸痹短气的病机

1. 原文图解及释义

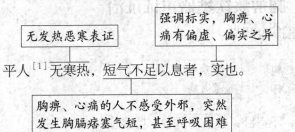

平人[1]无寒热，短气不足以息者，实也。

2. 名词解释

[1] 平人：某些胸痹、心痛的人，未发作时，如同正常人一样。

三、胸痹病的主要脉症和主方

原文图解及释义

| 胸阳不振，阴邪上乘，肺失宣降 | | 阴乘阳位，痹阻胸阳，阴阳之气不相顺接 |

胸痹之病，喘息咳唾，胸背痛，短气，寸口脉沉而迟，关上小紧数，栝楼薤白白酒汤主之。

关脉稍弦

栝楼薤白白酒汤方

| 性寒凉，宽胸利气以开痰结 | 性辛温，通阳宣痹，行气止痛 | 米酒之初熟者，临证可用米酒、高粱酒、绍兴酒、米醋等 |

栝楼实一枚（捣）　薤白半斤　白酒七升

上三味，同煮，取二升，分温再服。

四、胸痹痰饮壅盛重证证治

原文图解及释义

痰饮壅塞胸 | 胸背阳气不通，
中，阻滞气机 | 不通则痛

胸痹，不得卧，心痛彻背者，栝楼薤白半夏汤主之。

栝楼薤白半夏汤方

温化寒痰，降逆逐饮

栝楼实一枚（捣）　薤白三两　半夏半斤　白酒一斗
上四味，同煮，取四升，温服一升，日三服。

五、胸痹虚实异治

1. 原文图解及释义

心下胃脘满 | 胁下气逆而
闷痞塞不通 | 上冲心胸

胸痹心中痞[1]，留气结在胸，胸满，胁下逆抢[2]心，枳实薤白桂枝汤主之；人参汤亦主之。

枳实薤白桂枝汤方

理气散结， | 通阳化气，
消痞泄满 | 平冲降逆

枳实四枚　厚朴四两　薤白半斤　桂枝一两　栝楼实一枚
（捣）

上五味，以水五升，先煮枳实、厚朴，取二升，去滓，内诸药，煮数沸，分温三服。

人参汤方

人参　甘草　干姜　白术各三两

上四味，以水八升，煮取三升，温服一升，日三服。

2. 名词解释

［1］心中痞：胸痹病在胸膺部，心中痞说明病位较下。

［2］抢：相逆的方向。

六、胸痹轻证证治

原文图解及释义

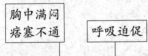

胸痹，胸中气塞，短气，茯苓杏仁甘草汤主之；橘枳姜汤亦主之。

茯苓杏仁甘草汤方

```
短气重，兼见咳逆、
吐涎沫、小便不利等
```

茯苓三两　杏仁五十个　甘草一两

上三味，以水一斗，煮取五升，温服一升，日三服（不差，更服）。

橘枳姜汤方

```
气塞重，兼见心下痞
满、呕吐气逆等症
```

橘皮一斤　枳实三两　生姜半斤

上三味，以水五升，煮取二升，分温再服。（《肘后》《千金》云："治胸痹，胸中愊愊如满，噎塞，习习如痒，喉中涩，唾燥沫。"）

七、胸痹急性发作救治

1. 原文图解及释义

> 属发作性疾
> 患，时缓时急

胸痹缓急[1]者，薏苡附子散主之。

薏苡附子散方

> 除湿宣痹，缓解筋脉拘急，
> 止抽搐（配附子，缓急止痛）

薏苡仁十五两　大附子十枚（炮）

上二味，杵为散，服方寸匕，日三服。

2. 名词解释

[1] 缓急：胸痹病或缓或急，平时如无病为缓，发作时剧烈为急。

八、寒饮上逆心痛证治

1. 原文图解及释义

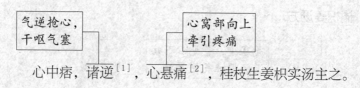

> 气逆抢心，　　　心窝部向上
> 干呕气塞　　　　牵引疼痛

心中痞，诸逆[1]，心悬痛[2]，桂枝生姜枳实汤主之。

桂枝生姜枳实汤方

温阳散寒，平冲降逆

桂枝三两　生姜三两　枳实五枚
上三味，以水六升，煮取三升，分温三服。

2. 名词解释

［1］诸逆：泛指病邪向上冲逆。
［2］心悬痛：指心窝部向上牵急而痛。

九、阴寒痼结心痛证治

原文图解及释义

阴寒痼结，寒气攻冲

心痛彻背，背痛彻心，乌头赤石脂丸主之。

乌头赤石脂丸方

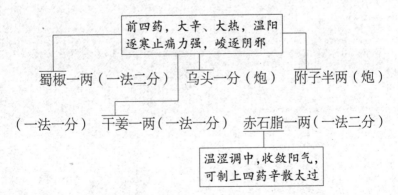

上五味，末之，蜜丸如梧子大，先食服一丸，日三服（不知，稍加服）。

附方：九痛丸，治九种心痛。

九痛丸

附子三两（炮）　生狼牙一两（炙香）　巴豆一两（去皮心，熬，研如脂）　人参　干姜　吴茱萸各一两

上六味，末之，炼蜜丸如梧子大，酒下。强人初服三丸，日三服，弱者二丸。兼治卒中恶，腹胀痛，口不能言。又治连年积冷，流注心胸痛，并冷冲上气，落马坠车血疾等，皆主之，忌口如常法。

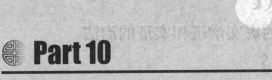

Part 10

腹满寒疝宿食病脉证治

一、虚寒性腹满的病机

1. 原文图解及释义

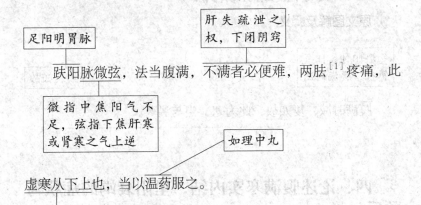

足阳明胃脉

肝失疏泄之权，下闭阴窍

跌阳脉微弦，法当腹满，不满者必便难，两胠[1]疼痛，此

微指中焦阳气不足，弦指下焦肝寒或肾寒之气上逆

如理中丸

虚寒从下上也，当以温药服之。

总结中阳不足、肝气上逆的病机

2. 名词解释

[1] 胠: 胁下。

二、腹满的虚实辨证和实证的治法
原文图解及释义

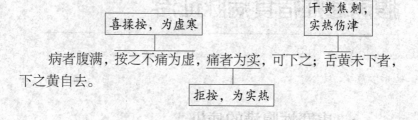

病者腹满，按之不痛为虚，痛者为实，可下之；舌黄未下者，下之黄自去。

三、虚寒性腹满的病机
原文图解及释义

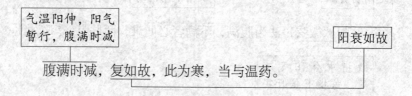

腹满时减，复如故，此为寒，当与温药。

四、论述腹满寒实内结，里阳衰竭的症状与预后
原文图解及释义

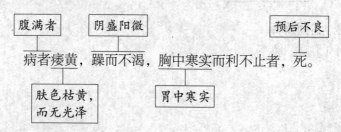

病者痿黄，躁而不渴，胸中寒实而利不止者，死。

五、腹满表里俱寒的脉证

原文图解及释义

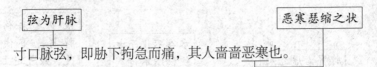

弦为肝脉　　　　　　　　　　　　　恶寒瑟缩之状

寸口脉弦，即胁下拘急而痛，其人啬啬恶寒也。

六、续论腹满表里俱寒证

原文图解及释义

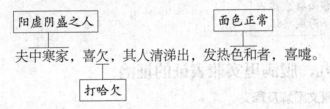

阳虚阴盛之人　　　　　　　　　面色正常

夫中寒家，喜欠，其人清涕出，发热色和者，喜嚏。

打哈欠

七、续论腹满表里俱寒证

原文图解及释义

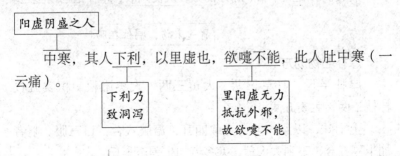

阳虚阴盛之人

中寒，其人下利，以里虚也，欲嚏不能，此人肚中寒（一云痛）。

下利乃致洞泻　　　里阳虚无力抵抗外邪，故欲嚏不能

113

八、论述寒疝误下的变证

原文图解及释义

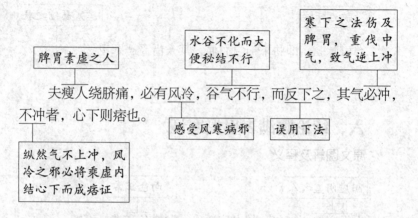

夫瘦人绕脐痛，必有风冷，谷气不行，而反下之，其气必冲，不冲者，心下则痞也。

九、腹满里实兼表证的证治

原文图解及释义

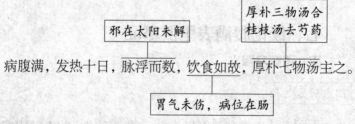

病腹满，发热十日，脉浮而数，饮食如故，厚朴七物汤主之。

厚朴七物汤方

厚朴半斤　甘草三两　大黄三两　大枣十枚　枳实五枚
桂枝二两　生姜五两

上七味，以水一斗，煮取四升，温服八合，日三服。呕者加半夏五合，下利去大黄，寒多者加生姜至半斤。

十、中焦虚寒并水饮内停的腹满证治

1. 原文图解及释义

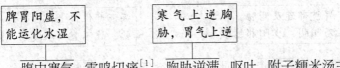

脾胃阳虚，不能运化水湿

寒气上逆胸胁，胃气上逆

腹中寒气，雷鸣切痛[1]，胸胁逆满，呕吐，附子粳米汤主之。

附子粳米汤方

温中散寒止痛

化湿降逆以止呕吐

附子一枚（炮）　半夏半升　甘草一两　大枣十枚　粳米半升

上五味，以水八升，煮米熟，汤成，去滓，温服一升，三日服。

2. 名词解释

[1] 雷鸣切痛：雷鸣即肠鸣，切痛为痛之甚。

十一、腹满胀重于积证治

原文图解及释义

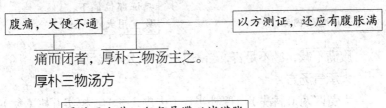

腹痛，大便不通

以方测证，还应有腹胀满

痛而闭者，厚朴三物汤主之。

厚朴三物汤方

量倍于大黄，行气导滞以消满胀

厚朴八两　大黄四两　枳实五枚

上三味，以水一斗二升，先煮二味，取五升，内大黄，煮取三升，温服一升，以利为度。

十二、里实兼少阳证的心下满痛证治

原文图解及释义

胃脘部连及两胁，
乃阳明、少阳邪结

病证部位偏上，连及两
胁，故不宜用承气汤

按之心下满痛者，此为实也，当下之，宜大柴胡汤。

有形之邪结于内

大柴胡汤方

柴胡半斤　黄芩三两　芍药三两　半夏半升（洗）　枳实
四枚（炙）　大黄二两　大枣十二枚　生姜五两

上八味，以水一斗二升，煮取六升，去滓，再煎，温服一升，
日三服。

十三、腹满积胀俱重的证治

原文图解及释义

气滞与燥屎内结

病证部位偏下，
故宜用大承气汤

腹满不减，减不足言，当须下之，宜大承气汤。

大承气汤方

大黄四两（酒洗）　厚朴半斤（去皮，炙）　枳实五枚（炙）
芒硝三合

上四味，以水一斗，先煮二物，取五升，去滓，内大黄，
煮取二升，去滓，内芒硝，更上火微一二沸，分温再服，得下，
余勿服。

十四、虚寒性腹满痛的证治

原文图解及释义

> 痛势剧烈，部位广泛

心胸中大寒痛，呕不能饮食，腹中寒，上冲皮起，出见有头足，上下痛而不可触近，大建中汤主之。

> 疼痛上下走动，不得触摸

> 寒气上冲腹部，皮肤凸起，似有头足的块状物

大建中汤方

> 温中散寒，降逆止痛

蜀椒二合（去汗）　干姜四两　人参二两

上三味，以水四升，煮取二升，去滓，内胶饴一升，微火煎取一升半，分温再服；如一炊顷，可饮粥二升，后更服，当一日食糜，温覆之。

十五、寒实内结的腹满痛证治

原文图解及释义

> 阴寒凝结于一侧胁下

> 温下寒结

胁下偏痛，发热，其脉紧弦，此寒也，以温药下之，宜大黄附子汤。

> 阳气郁滞，营卫失调

大黄附子汤方

大黄三两　附子三枚（炮）　细辛二两

上三味，以水五升，煮取二升，分温三服。若强人，煮取二升半，分温三服。服后如人行四五里，进一服。

十六、寒饮并发厥逆的腹痛证治

原文图解及释义

| 寒饮阻于中焦，阳郁不达 |
| 四肢厥冷，或伴头晕、呕吐、心悸等 |

寒气厥逆，赤丸主之。

赤丸方

| 半夏与乌头同用，相反相成，化饮尤速 |

茯苓四两　乌头二两（炮）　半夏四两（洗）（一方用桂）
细辛一两（《千金》作人参）

上四味，末之，内真朱为色，炼蜜丸如麻子大，先食酒饮下三丸，日再，夜一服，不知，稍增之，以知为度。

十七、寒疝的病机和证治

原文图解及释义

| 主寒主痛 |
| 外寒入侵，胃阳被遏 |

腹痛，脉弦而紧，弦则卫气不行，即恶寒，紧则不欲食，邪正相搏，即为寒疝。绕脐痛，若发则白汗出，手足厥冷，其脉沉弦者，大乌头煎主之。

| 疼痛剧烈，迫津外泄而为汗 |

大乌头煎方

大辛大热，壮阳补火去阴寒

乌头（大者）五枚（熬，去皮，不㕮咀）

可缓急迫并制乌头之大毒，且可延长药效

上以水三升，煮取一升，去滓，内蜜二升，煎令水气尽，取二升，强人服七合，弱人服五合。不差，明日更服，不可一日再服。

十八、血虚内寒的寒疝证治
原文图解及释义

气虚失温，寒生于内，凝滞不通

寒疝腹中痛，及胁痛里急者，当归生姜羊肉汤主之。

血虚失濡，经脉失养，肝经受累

当归生姜羊肉汤方
当归三两　生姜五两　羊肉一斤
上三味，以水八升，煮取三升，温服七合，日三服。若寒多者，加生姜成一斤；痛多而呕者，加橘皮二两、白术一两。加生姜者，亦加水五升，煮取三升二合，服之。

十九、寒疝兼表证的证治

原文图解及释义

> 寒气内结，经脉不通

> 寒邪袭表，营卫不和，络脉郁阻

　　寒疝腹中痛，逆冷，手足不仁，若身疼痛，灸刺诸药不能治，抵当乌头桂枝汤主之。

> 阴寒内盛，阳气痹阻，不达四末

乌头桂枝汤方

> 因有大辛大热的乌头，故不用麻黄汤解表

乌头

　　上一味，以蜜二斤，煎减半，去滓。以桂枝汤五合解之，得一升后，初服二合，不知，即取三合；又不知，复加至五合。其知者，如醉状，得吐者，为中病。

桂枝汤方

　　桂枝三两（去皮）　芍药三两　甘草二两（炙）　生姜三两　大枣十二枚

　　上五味，㕮咀，以水七升，微火煮取三升，去滓。

二十、论述寒实可下的脉症和治法

原文图解及释义

> 感受风寒病邪

> 温下法

　　其脉数而紧乃弦，状如弓弦，按之不移。脉数弦者，当下其

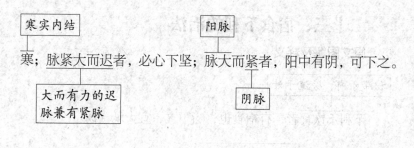

寒；脉紧大而迟者，必心下坚；脉大而紧者，阳中有阴，可下之。

二十一、宿食内结，气壅于上的脉症和治法

原文图解及释义

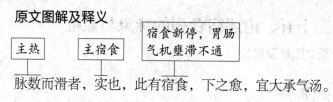

问曰：人病有宿食，何以别之？师曰：寸口脉浮而大，按之反涩，尺中亦微而涩，故知有宿食，大承气汤主之。

二十二、宿食新停，胃肠气机壅滞不甚的脉症和治法

原文图解及释义

主热　　主宿食　　宿食新停，胃肠
气机壅滞不通

脉数而滑者，实也，此有宿食，下之愈，宜大承气汤。

二十三、宿食下利的治法

原文图解及释义

积滞于内，旁流于外

下利不饮食者，有宿食也，当下之，宜大承气汤。

宿食阻滞而厌食

二十四、宿食在上的证治

原文图解及释义

脘痞，恶心，欲吐

因势利导，涌吐宿食

宿食在上脘，当吐之，宜瓜蒂散。

瓜蒂散方

瓜蒂一分（熬黄）　赤小豆一分（煮）

上二味，杵为散，以香豉七合煮取汁，和散一钱匕，温服之。不吐者，少加之，以快吐为度而止（亡血及虚者不可与之）。

二十五、论述宿食病的脉象与兼症

原文图解及释义

脉紧而兼
有滑脉

脉紧如转索无常者，有宿食也。

二十六、宿食病的脉象与兼症

原文图解及释义论述

左手紧脉主
外感表证

脉紧头痛，风寒，腹中有宿食不化也。（一云寸口脉紧）

右手紧脉主宿食
内停气机不畅

Part 11

五脏风寒积聚病脉证并治

一、论述肺中风的症状

1. 原文图解及释义

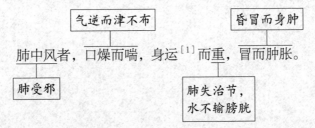

气逆而津不布　　　　　昏冒而身肿

肺中风者，口燥而喘，身运[1]而重，冒而肿胀。

肺受邪　　　　　　肺失治节，
　　　　　　　　　水不输膀胱

2. 名词解释

[1] 身运：指身体运转动摇。

二、论述肺中寒的症状

原文图解及释义

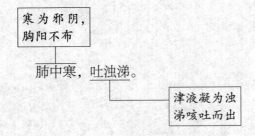

寒为邪阴，
胸阳不布

肺中寒，吐浊涕。

　　　　　　　津液凝为浊
　　　　　　　涕咳吐而出

三、论述肺死脏的脉象

原文图解及释义

脉浮取虚微无力，按之如葱叶，外薄中空，沉取无根。

肺死藏，浮之虚，按之弱如葱叶，下无根者，死。

肺的真脏脉，表示肺气已绝

四、论述肝中风的症状

原文图解及释义

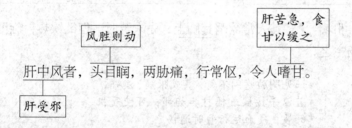

风胜则动

肝苦急，食甘以缓之

肝中风者，头目瞤，两胁痛，行常伛，令人嗜甘。

肝受邪

五、论述肝中寒的症状

原文图解及释义

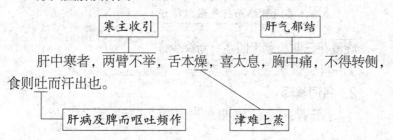

寒主收引

肝气郁结

肝中寒者，两臂不举，舌本燥，喜太息，胸中痛，不得转侧，食则吐而汗出也。

肝病及脾而呕吐频作

津难上蒸

六、论述肝死脏的脏象

原文图解及释义

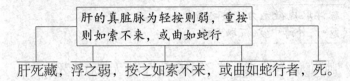

肝的真脏脉为轻按则弱，重按则如索不来，或曲如蛇行

肝死藏，浮之弱，按之如索不来，或曲如蛇行者，死。

七、肝着证治

1. 原文图解及释义

风寒之邪或情志不遂，致肝之经脉气血瘀滞

初起病在气分，热饮可使气机通利，病成则经脉凝瘵，虽热饮亦无益

肝着[1]，其人常欲蹈其胸上，先未苦时，但欲饮热，旋覆花汤主之。

证见胸胁痞闷不舒，甚或胀痛、刺痛，若以手按揉或捶打其胸部，可使气机舒展，气血运行暂时通畅

旋覆花汤方

微咸性温，理气舒郁，宽胸散结，善通肝络而行气散结降逆

旋覆花三两　葱十四茎　新绛少许

上三味，以水三升，煮取一升，顿服之。

2. 名词解释

[1]肝着：病名，即肝脏气血瘀滞不行所致之病证。

八、论述心中风的症状

原文图解及释义

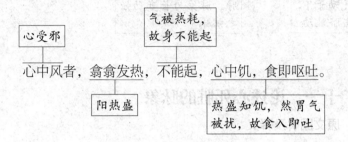

心受邪

气被热耗，故身不能起

心中风者，翕翕发热，不能起，心中饥，食即呕吐。

阳热盛

热盛知饥，然胃气被扰，故食入即吐

九、论述心中寒的症状及预后

原文图解及释义

寒邪外束，阳气闭结不通，故见下症

心中寒者，其人苦病心如啖蒜状，剧者心痛彻背，背痛彻心，譬如蛊注。其脉浮者，自吐乃愈。

邪有上越外出之机

十、论述心伤的症状及预后

原文图解及释义

心血损伤

稍有劳倦即阳浮于上见头面赤而下身沉重无力

心虚失养，热动于中，则心中痛而自烦、发热

心伤者，其人劳倦，即头面赤而下重，心中痛而自烦，发热，

当脐跳，其脉弦，此为心藏伤所致也。

> 心气属于上，
> 肾气动于下。
> 见当脐跳动

> 心血不足不能濡养经
> 脉，脉象为长直劲强
> 之弦脉

十一、论述心死脏的脉象

原文图解及释义

> 心的真脏脉，脉象浮取坚实如弹丸、
> 豆粒样转动，重按更见躁疾不宁

心死藏，浮之实如麻豆，按之益躁疾者，死。

十二、论述血气虚少出现的精神异常的病症

1. 原文图解及释义

> 气虚乏力，
> 神志不宁

邪哭[1]使魂魄不安者，血气少也；血气少者属于心，心气虚者，其人则畏，合目欲眠，梦远行，而精神离散，魂魄妄行。阴气衰者为癫，阳气衰者为狂。

> 正气不足，血气
> 衰少致精神异常

2. 名词解释

[1]邪哭：指精神失常，无故悲伤哭泣，有如邪鬼作祟。

128

十三、论述脾中风的症状

原文图解及释义

> 脾受邪，阳热偏盛亦
> 见发热而行如醉人

脾中风者，翕翕发热，形如醉人，腹中烦重，皮目眴眴而短气。

> 脾病湿易滞，湿滞则气阻，
> 故见烦重、皮目眴动、短气

十四、论述脾死脏的脉象

原文图解及释义

> 脾真脏脉象

脾死藏，浮之大坚，按之如被覆杯洁洁，状如摇者，死。

> 脉见浮取大而坚，毫无柔和之象，重按则如覆杯，
> 外坚中空，脉律不齐，躁急无根

十五、脾约的病机和证治

1. 原文图解及释义

> 脾阴不足，不能为胃行
> 其津液，津液仅走膀胱

> 胃热气盛，肠道失润

趺阳脉浮而涩，浮则胃气强，涩则小便数，浮涩相搏，
大便则坚，其脾为约[1]，麻子仁丸主之。

> 胃热脾虚，津液外泄，大便干燥

麻子仁丸方

麻子仁二升　芍药半斤　枳实一斤　大黄一斤　厚朴一尺
杏仁一升

上六味，末之，炼蜜和丸梧子大，饮服十丸，日三，以知
为度。

2. 名词解释

[1] 其脾为约：病名，谓胃强脾弱，脾为胃所约束。

十六、肾着的成因和证治

1. 原文图解及释义

湿未化热	寒湿束腰府，阳郁不行

肾着[1] 之病，其人身体重，腰中冷，如坐水中，形如水状，
反不渴，小便自利，饮食如故，病属下焦，身劳汗出，衣（一作表）

寒湿未伤及胃和肾

里冷湿，久久得之，腰以下冷痛，腹重如带五千钱，甘姜苓术汤
主之。

煖土制水

甘草干姜茯苓白术汤方

甘草二两　白术二两　干姜四两　茯苓四两

上四味，以水五升，煮取三升，分温三服，腰中即温。

2. 名词解释

[1] 肾着：病名，为寒湿附着于肾之外府。

十七、论述肾死脏的脉象

原文图解及释义

> 肾脏真气不固而外脱

肾死藏，<u>浮之坚</u>，<u>按之乱加转丸</u>，益下入尺中者，死。

> 脉见浮取坚而不柔和，重按
> 乱如转丸，尺部更为明显

十八、论述三焦各部脏腑生理功能衰退

原文图解及释义

> 三焦各部所属脏腑
> 的功能衰退

> 嗳气

问曰：三焦竭部，上焦竭善噫，何谓也？

> 上焦受气于中焦，
> 中焦脾胃功能衰退

师曰：上焦受中焦气未和，<u>不能消谷</u>，故能噫耳。

> 不能消化水谷，胃中腐蚀之气
> 不能和降反逆冲上而成嗳气

> 下焦所属的肾、膀胱、小肠、大肠功
> 能衰退，故见遗尿或大便失禁

下焦竭，即遗溺失便，其气不和，不能自禁制，不须治，久则愈。

131

十九、论述热在三焦的病症及大小肠有寒有热的证候

1. 原文图解及释义

> 热在上焦，肺被热灼，气逆而咳，咳久肺气阴被伤故为肺痿

> 热在中焦，消灼脾胃津液大肠失于濡润，大便燥结坚硬

师曰：热在上焦者，因咳为肺痿；热在中焦者，则为坚；热在下焦者，则尿血，亦令淋秘不通。

> 大肠受邪则传导失职，大肠有寒，则水谷杂下而为鹜溏；大肠有热，则大便黏滞垢腻不爽

> 热在下焦，伤及肾及膀胱络脉故见尿血，气化失司则小便涩痛，或癃闭不通

大肠有寒者，多鹜溏[1]；有热者，便肠垢。小肠有寒者，其人下重便血；有热者，必痔。

2. 名词解释

[1]鹜溏：鹜即鸭。鹜溏，即鸭溏，形容大便如鸭之大便。水粪杂下。

二十、论述积、聚、榖气的区别和积病的主要脉象

原文图解及释义

> 积为脏病，结块有形固定不移，病有定处、多属血分。聚为腑病，聚散无常，痛无定处，病属气分

问曰：病有积、有聚、有谷气，何谓也？师曰：积者，藏病也，终不移；聚者，府病也，发作有时，展转痛移，为可治；

檓气者，胁下痛，按之则愈，复发为檓气。诸积大法：脉来细而

> 说明脉出之部位
> 以定积之病位

附骨者，乃积也。寸口，积在胸中；微出寸口，积在喉中；关上，积在脐旁；上关上，积在心下；微下关，积在少腹。尺中，积在气冲；脉出左，积在左；脉出右，积在右；脉两出，积在中央。各以其部处之。

Part 12

痰饮咳嗽病脉证并治

一、痰饮的分类
原文图解及释义

> 痰饮分四种类型

问曰：天饮有四，何谓也？师曰：有痰饮，有悬饮，有溢饮，有支饮。

二、四饮与主症
1. 原文图解及释义

> 四种痰饮如何分辨

> 水饮流动肠间，与气搏击

问曰：四饮何以为异？师曰：其人素盛今瘦，水走肠间，沥沥有声，谓之痰饮；

> 肠间发出沥沥声响

> 痰饮病人未病之时身体丰满，既病之后身体消瘦

Part 12　痰饮咳嗽病脉证并治

> 水饮流注于胁下

> 饮邪累及肝肺，气机逆乱，故致咳嗽并牵引胁下作痛

饮后水流在胁下，咳唾引痛，谓之悬饮；

> 水饮阻于四肢肌表

> 水饮阻遏营卫运行不畅而致身体疼痛而重滞

饮水流行，归于四肢，当汗出而不汗出，身体疼重，谓之

> 饮聚胸膈，凌心射肺，故咳嗽气逆，短气不得卧

> 肺失宣降，腠理开合失职

> 肺合皮毛，气逆则水逆，故外形如肿

溢饮；咳逆倚息[1]，短气不得卧，其形如肿，谓之支饮。

2. 名词解释

[1] 咳逆倚息：咳嗽气逆，不能平卧，须倚床呼吸。

3. 拓展

四饮鉴别，见表 12-1。

表12-1　四饮鉴别

鉴别项目	痰饮	悬饮	溢饮	支饮
病位	胃肠	胁下	四肢、肌表	胸膈
病机	脾阳虚弱，水谷不化饮，留于胃肠	水停胁下，肝肺气机不利，升降失常，气饮相搏	水饮流于四肢肌表，肌腠闭塞，壅阻于经络肌肉	饮停胸膈，水邪壅肺，气机不利
主要症状	素盛今瘦，肠间沥沥有声，胸胁支满，目眩，短气，脐下悸，吐涎沫	咳唾，胁下引痛	当汗出不汗出，发热恶寒，身热疼重	咳逆倚息，短气不得卧，其形如肿，冒眩，心下悸，腹满

135

三、水饮在心症状

原文图解及释义

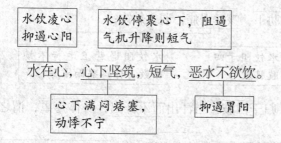

水在心，心下坚筑，短气，恶水不欲饮。

四、水饮在肺症状

原文图解及释义

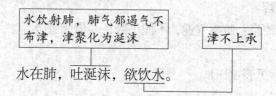

水在肺，吐涎沫，欲饮水。

五、水饮在脾症状

原文图解及释义

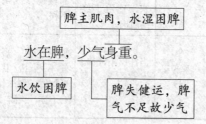

水在脾，少气身重。

六、水饮在肝症状

原文图解及释义

水饮侵肝，肝气不利，经脉
失和，胁下支撑胀满

水在肝，胁下支满，嚏而痛。

饮邪随肝之支脉上注于
肺，肺气失和则嚏

肝肺经脉相通，饮气相激，
故嚏则牵引胁下作痛

七、水饮在肾症状

原文图解及释义

水饮犯肾，命门火衰，肾气不能化气
行水，蓄水上逆则脐下动悸不宁

水在肾，心下悸。

八、留饮在心下脉症

原文图解及释义

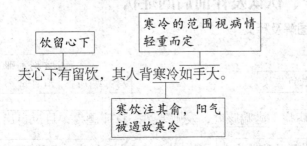

饮留心下

寒冷的范围视病情
轻重而定

夫心下有留饮，其人背寒冷如手大。

寒饮注其俞，阳气
被遏故寒冷

九、留饮在胁下脉症

原文图解及释义

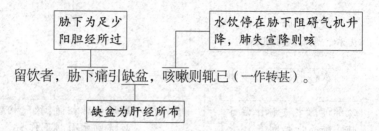

留饮者，胁下痛引缺盆，咳嗽则辄已（一作转甚）。

十、留饮在胸中脉症

原文图解及释义

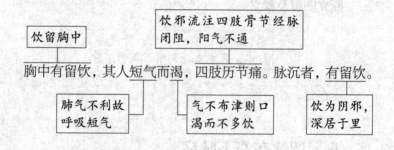

胸中有留饮，其人短气而渴，四肢历节痛。脉沉者，有留饮。

十一、伏饮发作前后的症状

原文图解及释义

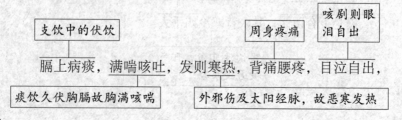

膈上病痰，满喘咳吐，发则寒热，背痛腰疼，目泣自出，

其人振振身𣊡剧，必有伏饮。

| 阳气不通则身体震颤动摇甚不能自主 | 潜伏于体内，根深蒂固，难于攻除，伺机而发的饮病 |

十二、痰饮病的成因、主症

原文图解及释义

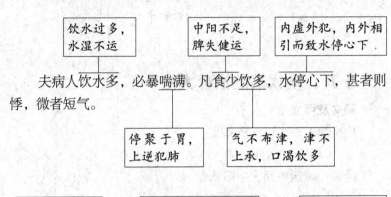

| 饮水过多，水湿不运 | 中阳不足，脾失健运 | 内虚外犯，内外相引而致水停心下 |

夫病人饮水多，必暴喘满。凡食少饮多，水停心下，甚者则悸，微者短气。

| 停聚于胃，上逆犯肺 | 气不布津，津不上承，口渴饮多 |

| 两手寸关尺六脉皆弦主寒 | 过用苦寒大下、久下后，呈虚寒之象 | 单手脉见弦且有力为饮病 |

脉双弦者，寒也，皆大下后善虚；脉偏弦者，饮也。

十三、支饮轻症脉症

原文图解及释义

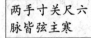

| | 气逆于上则咳喘而呼吸短促 | 饮病初起，病尚轻浅，脉不弦 |

| 水饮犯肺 |

肺饮不弦，但苦喘短气。

十四、支饮轻症脉症

原文图解及释义

> 饮阻气逆则见咳喘，呼吸短促则不能平卧

支饮亦喘而不能卧，加短气，其脉平也。

> 病尚轻浅，故脉平

十五、痰饮病的治疗大法

原文及释义

病痰饮者，当以温药和文。

（1）痰饮形成的原因

内因：脾运失司，中阳素虚。

外因：感受风寒（冬季多发）；寒湿浸渍（冒雨、涉水、久坐湿地）；饮食劳欲（食少饮多，思虑劳倦）。

形成：中——脾运失司（脾胃虚弱）。

上——不能输精于肺。

下——不能温肾化水。

（2）温药意义

针对本虚，甘温以补胃阳。

针对标实，苦温以燥脾土，辛温以发越阳气。

（3）和之意义

不可专用温补以防碍邪。

不可过于刚燥免伤正气。

十六、饮停心下证治
原文图解及释义

> 饮停于中，气机升降失司，浊
> 阴弥散胸胁故胸胁胀满

心下有痰饮，胸胁支满，目眩，苓桂术甘汤主之。

> 狭义痰饮　　清阳不升则头昏目眩

苓桂术甘汤方

> 温阳化饮，健脾利水

茯苓四两　桂枝三两　白术三两　甘草二两

> 淡渗利水，化痰降
> 浊，治饮要药

上四味，以水六升，煮取三升，分温三服，小便则利。

> 当有小便不利症状

十七、饮及脾肾证治
原文图解及释义

> 痰饮内停，气机升
> 降失常，故短气　　　　饮邪轻症

夫短气，有微饮，当从小便去之，苓桂术甘汤主之（方见上）；
肾气丸亦主之（方见脚气中）。

> 气化不行则小便不利，治
> 宜化气利小便

十八、留饮欲去证治

原文图解及释义

脉象重按着骨始
得，细而有力

不因攻下药
而大便自利

利后反倒舒快，为正
气驱邪外出，水饮下
行留饮欲去之势

病者脉伏，其人欲自利，利反快，虽利，心下续坚满，此
为留饮欲去故也，甘遂半夏汤主之。

虽有自利，但留饮病根
未除，新饮日积

下利虽稍感舒
适，但不久复
见心下坚满

甘遂半夏汤方

降逆蠲饮散结，
为治饮病要药

甘遂（大者）三枚　半夏十二枚（以水一升，煮取半升，去滓）
芍药五枚　甘草（如指大）一枚（炙）（一本作无）

上四味，以水二升，煮取半升，去滓，以蜜半升，和药汁
煎取八合，顿服之。

十九、痰饮初期饮邪轻浅的脉象

原文图解及释义

脉不见弦而是浮细滑乃
饮病之初饮邪未深之征

水饮骤伤而非
停积之水

脉浮而细滑，伤饮。

二十、寒饮脉症不符的预后

原文图解及释义

> 弦为饮脉，数脉说明寒饮夹热

脉弦数，有寒饮，冬夏难治。

二十一、悬饮脉症

原文图解及释义

> 沉脉为病在里，弦主饮

> 悬饮为饮邪积聚在内，阻碍气机升降，气与饮相搏击故胸胁牵引作痛

脉沉而弦者，悬饮内痛。

二十二、悬饮治疗

原文图解及释义

> 悬饮为饮癖结积在内，故非蠲饮破癖之剂不能获效

病悬饮者，十枣汤主之。

十枣汤方

> 蠲饮破癖，其力颇猛

芫花（熬）　甘遂　大戟各等分

上三味，捣筛，以水一升五合，先煮肥大枣十枚，取九合，去滓，内药末，强人服一钱匕，羸人服半钱，平旦温服之；不下者，明日更加半钱。得快下后，糜粥自养。

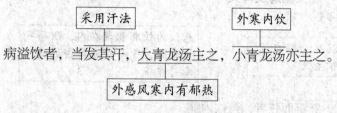

顾护胃气

平旦乃阳气生发之时，温服有助水饮祛除

二十三、溢饮证治

1. 原文图解及释义

采用汗法

外寒内饮

病溢饮者，当发其汗，大青龙汤主之，小青龙汤亦主之。

外感风寒内有郁热

大青龙汤方

发汗，清泄郁热

麻黄六两（去节）　桂枝二两（去皮）　甘草二两（炙）杏仁四十个（去皮尖）　生姜三两（切）　大枣十二枚　石膏如鸡子大（碎）

上七味，以水九升，先煮麻黄，减二升，去上沫，内诸药，煮取三升，去滓，温服一升，取微似汗。汗多者，温粉粉之。

小青龙汤方

发汗，温化里饮

麻黄三两（去节）　芍药三两　五味子半升　干姜三两　甘草三两（炙）　细辛三两　桂枝三两（去皮）　半夏半升（汤洗）

上八味，以水一斗，先煮麻黄，减二升，去上沫，内诸药，煮取三升，去滓，温服一升。

2. 拓展

大小青龙汤的鉴别，见12-2。

表12-2　大小青龙汤的鉴别

方剂	病机特点	脉症	治法
大青龙汤证	外寒内热，表证偏重	无汗而喘，烦躁而渴，脉象浮紧，舌苔薄黄	散寒化饮，清热除烦
小青龙汤证	外寒内饮，表证较轻	咳喘痰多，胸痞干呕，脉象弦紧，舌苔白滑	温里化饮，止咳平喘

二十四、膈间支饮证治

原文图解及释义

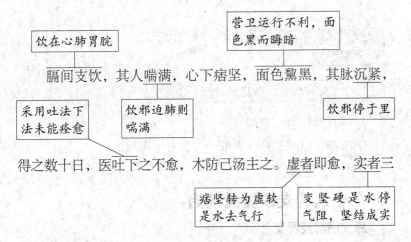

膈间支饮，其人喘满，心下痞坚，面色黧黑，其脉沉紧，

得之数十日，医吐下之不愈，木防己汤主之。虚者即愈，实者三

日复发，复与不愈者，宜木防己汤去石膏加茯苓芒硝汤主之。

木防己汤方

利水降逆，扶正补虚

145

木防己三两　　石膏十二枚（如鸡子大）　　桂枝二两　　人参
四两
　　上四味，以水六升，煮取二升，分温再服。
　　木防己去石膏加茯苓芒硝汤方
　　木防己二两　　桂枝二两　　人参四两　　芒硝三合　　茯苓四两
　　上五味，以水六升，煮取二升，去滓，内芒硝，再微煎，
分温再服，微利则愈。

| 当有大便不通，小便不利之症 |

二十五、支饮冒眩证治
原文图解及释义

| 胃脘 |　　　| 清阳不升，头晕目眩 |

　　心下有支饮，其人苦冒眩，泽泻汤主之。
　　泽泻汤方

| 健脾化饮，降逆止眩 |

　　泽泻五两　　白术二两
　　上二味，以水二升，煮取一升，分温再服。

二十六、支饮腹满证治
原文图解及释义

| 胸满作腹满 |

　　支饮胸满者，厚朴大黄汤主之。

厚朴大黄汤方

> 理气逐饮，荡涤实邪

厚朴一尺　大黄六两　枳实四枚
上三味，以水五升，煮取二升，分温再服。

二十七、支饮不得息证治

原文图解及释义

支饮不得息，葶苈大枣泻肺汤主之。

> 气机不利，呼吸困难

二十八、支饮呕吐证治

原文图解及释义

> 口渴为饮随呕去胃阳
> 来复，是饮病欲解之征

呕家本渴，渴者为欲解。今反不渴，心下有支饮故也，小半夏汤主之。

> 口不渴为心下支饮虽可因呕而
> 有部分排除但未能尽除，饮邪
> 内阻，津不上承故不渴

小半夏汤方

> 散寒化饮，降逆止
> 呕，治呕之祖方

辛温，涤痰化饮，降逆
止呕，治饮病的要药

半夏一升　生姜半斤

辛散，温中降逆，消散
寒饮，抑制半夏之悍性

上二味，以水七升，煮取一升半，分温再服。

二十九、肠间饮聚成实证治

原文图解及释义

气不布津

腹满，口舌干燥，此肠间有水气，己椒苈黄丸主之。

狭义痰饮

防己椒目葶苈大黄丸方

宣上运中导
下，前后分消

防己　椒目　葶苈（熬）　大黄各一两

上四味，末之，蜜丸如梧子大，先食饮服一丸，日三服，稍增，口中有津液。渴者加芒硝半两。

饮去气机复
常，津液上承。
饮去病解之征

饮阻气行，
热滞肠道

三十、肠间饮聚成实证治

原文图解及释义

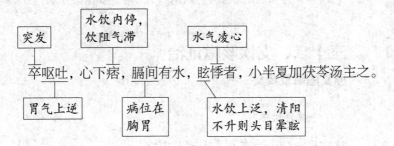

卒呕吐, 心下痞, 膈间有水, 眩悸者, 小半夏加茯苓汤主之。

小半夏加茯苓汤方

蠲饮降逆, 宁心镇悸

半夏一升　生姜半斤　茯苓三两一法四两
上三味, 以水七升, 煮取一升五合, 分温再服。

三十一、下焦饮逆证治

原文图解及释义

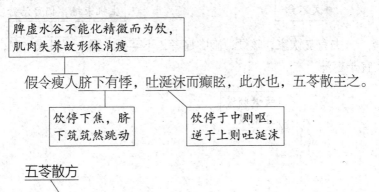

假令瘦人脐下有悸, 吐涎沫而癫眩, 此水也, 五苓散主之。

五苓散方

温阳化气利水

泽泻一两一分　猪苓三分（去皮）　茯苓三分　白术三分　桂二分（去皮）

上五味，为末，白饮服方寸匕，日三服，多饮暖水，汗出愈。

三十二、支饮咳嗽证治

原文图解及释义

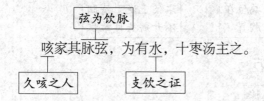

咳家其脉弦，为有水，十枣汤主之。

三十三、支饮咳嗽证治

原文图解及释义

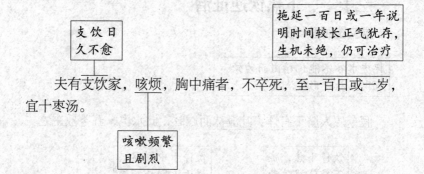

夫有支饮家，咳烦，胸中痛者，不卒死，至一百日或一岁，宜十枣汤。

三十四、痰饮咳嗽的脉证和预后

原文图解及释义

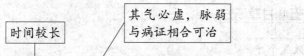

久咳数岁，其脉弱者，可治；实大数者，死；其脉虚者，必苦冒，其人本有支饮在胸中故也，治属饮家。

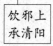

三十五、外寒引动内饮的支饮证治

原文图解及释义

饮停胸肺

咳逆倚息不得卧，小青龙汤主之（方见上及肺痈中）。

三十六、服小青龙汤后发生冲气的证治

原文图解及释义

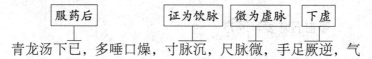

青龙汤下已，多唾口燥，寸脉沉，尺脉微，手足厥逆，气

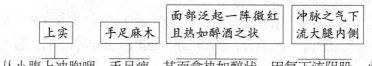

从小腹上冲胸咽，手足痹，其面翕热如醉状，因复下流阴股，小

151

便难，时复冒者，与茯苓桂枝五味甘草汤，治其气冲。

```
┌─────────┐
│ 气冲不降 │
└─────────┘
```

桂苓五味甘草汤方

```
┌─────────┐
│ 敛气平冲 │
└─────────┘
```

茯苓四两　桂枝四两（去皮）　　甘草三两（炙）　　五味子半升

上四味，以水八升，煮取三升，去滓，分温三服。

三十七、服用桂苓五味甘草汤后，冲气已平，支饮复现的证治

原文图解及释义

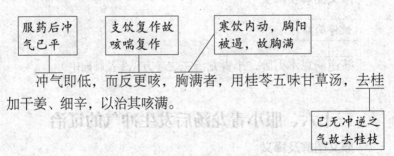

冲气即低，而反更咳，胸满者，用桂苓五味甘草汤，去桂加干姜、细辛，以治其咳满。

苓甘五味姜辛汤方

```
┌─────────┐
│ 散寒化饮 │
└─────────┘
```

茯苓四两　甘草三两　干姜三两　细辛三两　五味半升

上五味，以水八升，煮取三升，去滓，温服半升，日三服。

三十八、服用苓甘五味姜辛汤后冲气复出或支饮尚盛的证治

原文图解及释义

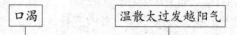

咳满即止，而更复渴，冲气复发者，以细辛、干姜为热药也。服之当遂渴，而渴反止者，为支饮也。支饮者，法当冒，冒者必呕，呕者复内半夏，以去其水。

桂苓五味甘草去桂加干姜细辛半夏汤方

茯苓四两　甘草二两　细辛二两　干姜二两　五味子　半夏各半升

上六味，以水八升，煮取三升，去滓，温服半升，日三服。

三十九、苓甘五味姜辛夏汤治疗支饮后呕冒止而身形浮肿之证治及用药禁忌

原文图解及释义

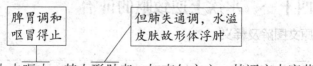

水去呕止，其人形肿者，加杏仁主之。其证应内麻黄，以

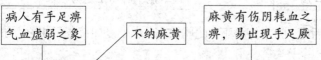

其人逐痹，故不内之。若逆而内之者，必厥。所以然者，以其人

血虚，麻黄发其阳故也。

茯甘五味加姜辛半夏杏仁汤方

茯苓四两　甘草三两　五味半升　干姜三两　细辛三两
半夏半升　杏仁半升（去皮尖）

上七味，以水一斗，煮取三升，去滓，温服半开，日三服。

四十、支饮未尽兼胃热上冲的证治

原文图解及释义

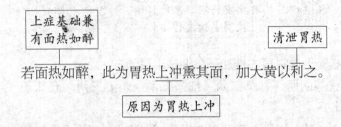

若面热如醉，此为胃热上冲熏其面，加大黄以利之。

茯甘五味加姜辛半杏大黄汤方

茯苓四两　甘草三两　五味子半升　干姜三两　细辛三两
半夏半升　杏仁半升　大黄三两

上八味，以水一斗，煮取三升，去滓，温服半升，日三服。

四十一、水饮上逆致呕的证治

原文图解及释义

> 饮停之体，脾不
> 布津，故口渴

> 饮水下移，水停心下或新饮，水
> 饮不能下行而上逆为呕吐

先渴后呕，为水停心下，此属饮家，小半夏加茯苓汤主之（方
见上）。

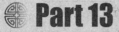

Part 13

消渴小便不利淋病脉证并治

一、厥阴病消渴不可使用下法

原文图解及释义

厥阴之寒热错杂，上热下寒

渴饮无度

肝气上逆，热邪在上故热

厥阴之为病，消渴，气上冲心，心中疼热，饥而不欲食，食即吐，下之不肯止。

误用下法，损伤脾胃则上热未去，下寒转甚，故下利不止

胃中有寒不能消化谷食

二、消渴病病机和症状

1. 原文图解及释义

主心肺

浮为阳虚气浮，卫气不足

寸口脉浮而迟，浮即为虚，迟即为劳；虚则卫气不足，劳则荣气竭。

迟为营血不足，血脉不充

脾胃

浮脉为胃之有余

数脉为胃热亢盛，消谷耗津

跌阳脉浮而数，浮即为气，数即消谷而大坚（一作紧）。气盛则溲数，溲数即坚，坚数相搏，即为消渴。

胃气有余则水为火迫，偏渗膀胱而成尿

小便短数则大便坚硬

二者相影响

2. 拓展

辨治思路与要领：寸口脉浮则卫气不足，迟则营气亏损，浮迟并见，则为营卫俱虚。由于消渴病属于内伤日久所致，而且正气已伤，故这里的浮为浮而无力，乃阳虚气浮之象。营卫气血俱不足，卫虚气浮不敛，营虚燥热内生，心移热于肺，心肺阴虚燥热，于是形成上消证。跌阳脉为胃脉，当沉而和缓。今反见浮数，是为胃气亢盛之病脉，故曰"浮即为气"。数脉主热，为胃热有余。热盛于内，气蒸于外，故脉浮数。胃热盛则消谷善饥；热盛津伤，肠道失调，则大便干结；中焦有热，津液转输不利，偏渗膀胱，则小便频数。"坚数相搏，即为消渴"，是概括消渴病的形成机理。胃热亢盛，则肠燥便坚；阳亢无制，则胃热更炽。二者相互影响，是消渴病的主要机理。

上消以口渴多饮为主症，因于心肺阴虚燥热；中消以消谷善饥、小便数、大便坚为主症，缘于胃热气盛。

三、下消证治

原文图解及释义

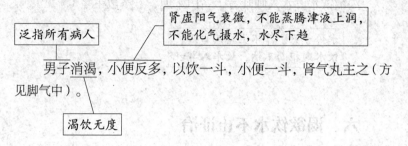

男子消渴，小便反多，以饮一斗，小便一斗，肾气丸主之（方见脚气中）。

泛指所有病人

肾虚阳气衰微，不能蒸腾津液上润，不能化气摄水，水尽下趋

渴饮无度

四、气不化津小便不利证治

原文图解及释义

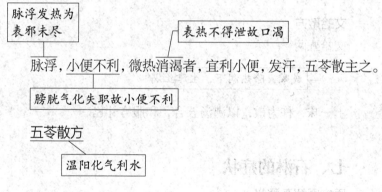

脉浮，小便不利，微热消渴者，宜利小便，发汗，五苓散主之。

脉浮发热为表邪未尽

表热不得泄故口渴

膀胱气化失职故小便不利

五苓散方

温阳化气利水

泽泻一两一分　猪苓三分（去皮）　茯苓三分　白术三分　桂枝二分（去皮）

上五味，为末，白饮服方寸匕，日三服，多饮暖水，汗出愈。

五、气不化津小便不利证治

原文图解及释义

渴欲饮水，水入则吐者，名曰水逆，五苓散主之（方见上）。

> 水停于胃，津不上输而口渴，
> 饮水则拒而不纳，故水入即吐

六、渴欲饮水不止证治

原文图解及释义

渴欲饮水不止者，文蛤散主之。

> 热渴饮水，水入不能消解其热，反为热
> 所消，故渴饮不止

文蛤散方

文蛤五两

> 咸寒，除热润下，生津止渴

上一味，杵为散，以沸汤五合，和服方寸匕。

七、石淋的症状

原文图解及释义

淋之为病，小便如粟状，小腹弦急，痛引脐中。

> 小便排出粟状之物
> 为石淋

> 砂石停积阻碍气机，故小腹
> 拘紧牵引脐部

八、消渴的病机与脉症

原文图解及释义

| 脾胃 | | 胃热则消谷善食 | | 热盛津伤则大便坚硬 |

跌阳脉数，胃中有热，即消谷引食，大便必坚，小便即数。

九、淋家禁用汗法

原文图解及释义

| 淋病多为肾虚膀胱蓄热，阴液常不足 | | 辛温发汗药易劫伤阴液，助邪热更甚，热迫血行，故致尿血 |

淋家不可发汗，发汗则必便血。

十、上燥下寒的小便不利证治

原文图解及释义

| 气化不利则尿少 | | 水湿之邪 | | 津不上承则渴 |

小便不利者，有水气，其人苦渴，栝楼瞿麦丸主之。

栝楼瞿麦丸方

润燥生津，温阳利水

栝楼根二两　茯苓三两　薯蓣三两　附子一枚（炮）　瞿麦一两

上五味，末之，炼蜜丸梧子大，饮服三丸，日三服；不知，增至七八丸，以小便利，腹中温为知。

腹部有寒冷感

病不愈

十一、小便不利的三种治法

原文图解及释义

小便不利，蒲灰散主之；滑石白鱼散、茯苓戎盐汤并主之。

<u>蒲灰散方</u>

> 凉血化瘀，泄热利湿，以方测证为湿
> 热瘀结，膀胱气化不利

蒲灰七分　滑石三分

上二味，杵为散，饮服方寸匕，日三服。

<u>滑石白鱼散方</u>

> 凉血化瘀，清热利湿，治疗热证的小
> 便不利兼有少腹腹满之证

滑石二分　乱发二分（烧）　白鱼二分

上三味，杵为散，饮服半钱匕，日三服。

<u>茯苓戎盐汤方</u>

> 益肾清热，健脾利湿，治疗中焦脾虚
> 湿盛，下焦肾虚有热的小便不利

茯苓半斤　白术二两　戎盐（弹丸大）一枚

上三味，先将茯苓、白术煎成，入戎盐，再煎，分温三服。

十二、肺胃热盛、津气两伤消渴的证治

原文图解及释义

渴欲饮水，口干舌燥者，白虎加人参汤主之（方见中喝中）。

十三、水热互结伤阴的小便不利证治

原文图解及释义

脉浮，发热，渴欲饮水，小便不利者，猪苓汤主之。

> 客热入里，里热郁
> 蒸于皮毛则发热

> 热盛伤阴故渴欲饮水；水热互
> 结，膀胱气化不利，则小便不利

猪苓汤方

> 滋阴润燥，利水除热

猪苓（去皮）　茯苓　阿胶　滑石　泽泻各一两

上五味，以水四升，先煮四味，取二升，去滓，内胶烊消，温服七合，日三服。

Part 14

水气病脉证并治

一、风水、皮水、正水、石水及黄汗的主症及有关病症的治法和预后

原文图解及释义

师曰：病有风水、有皮水、有正水、有石水、有黄汗。风水，

> 表证，脉浮，恶风，骨节疼痛

> 水停肌肤

> 肺失通调，脾失健运，故肌肤浮肿

其脉自浮，外证骨节疼痛，恶风；皮水，其脉亦浮，外证胕肿，按之没指，不恶风，其腹如鼓，不渴，当发其汗；正水，

> 不恶风与风水相鉴别

> 里湿壅聚未盛，故腹如鼓不满

> 风水与皮水的治法

其脉沉迟，外证自喘；石水，其脉自沉，外证腹满不喘；黄汗，

> 阳虚而水停于里

> 阳虚水聚于内，上射于肺故见腹满而喘

> 水寒凝结于下见少腹硬满如石，水聚于下，未影响到上，故不喘

其脉沉迟，身发热，胸满，四肢头面肿，久不愈，必致痈脓。

> 水湿留滞肌肤，营卫失和

> 湿从热化，郁蒸营分日久不愈，故发为痈脓

162

二、风水的发病机理以及风水与黄汗的鉴别

原文图解及释义

浮脉主风邪		洪脉主水气	风邪和水气相结合	若风邪偏盛,发为瘾疹,肌肤发痒

脉浮而洪,浮则为风,洪则为气,风气相搏。风强则为隐疹,身体为痒,痒为泄风,久为痂癞;气强则为水,难以俯仰。风气

此邪有外泄之势,故为泄风	日久热毒腐漫肌肤而化脓结痂,有如癞疾	水气偏盛,水为风激,溢于肌肤则为水肿

相击,身体洪肿,汗出乃愈,恶风则虚,此为风水;不恶风者,

发汗,鉴别诊断,风水恶风

小便通利,上焦有寒,其口多涎,此为黄汗。

三、风水脉症

原文图解及释义

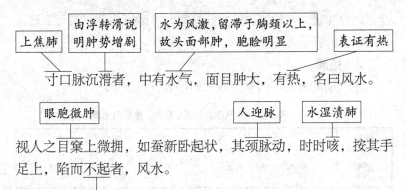

上焦肺	由浮转滑说明肿势增剧	水为风激,留滞于胸颈以上,故头面部肿,胞睑明显	表证有热

寸口脉沉滑者,中有水气,面目肿大,有热,名曰风水。

眼胞微肿		人迎脉	水湿渍肺

视人之目窠上微拥,如蚕新卧起状,其颈脉动,时时咳,按其手足上,陷而不起者,风水。

肿势较深

四、水气病的脉症及治法

1. 原文图解及释义

太阳病，脉浮而紧，法当骨节疼痛，反不疼，身体反重而酸，

| 病在表未化热则不渴 | 风水治法当用汗法 | 病在表 | | 水湿浸淫皮肤 |

其人不渴，汗出即愈，此为风水。恶寒者，此为极虚，发汗得之。渴而不恶寒者，此为皮水。身肿而冷，状如周痹。胸中窒，不能

| 寒湿影响于内则见不能食而聚痛 | 水滞肌肤，阳气不行 | 发汗太过，阳气损伤，阳气郁过于胸 |

食，反聚痛，暮躁不得眠，此为黄汗，痛在骨节。咳而喘，不渴

| 时近傍晚，阳气衰而阴气渐盛，诸症加剧 | 水湿停于肌表 | 内有停饮，外有风寒，肺失宣肃致咳喘 | 内外皆寒故不渴 |

| 作"肺胀" | 肺失通调故身肿 | 当用发汗散寒、宣肺平喘之法 | 体内津液已亏，不可选用辛温发散之品以防伤正 |

者，此为脾胀，其状如肿，发汗即愈。然诸病此者，渴而下利，小便数者，皆不可发汗。

2. 拓展

水气病的分类、病机、脉症归纳表，见表14-1。

表14-1　水气病的分类、病机、脉症归纳表

分类	病机	脉症
风水	风邪袭表，肺失通调	脉浮，恶风，骨节疼痛，面目肿，迅及全身
皮水	肺失通调，脾失健运	脉浮，不恶风，四肢肿，按之凹陷，腹如鼓

分类	病机	脉症
正水	脾肾阳虚，水湿泛滥	脉沉迟，腹满而喘（身肿）
石水	阳虚寒凝，结于下焦	脉沉，腹满不喘（身肿）
黄汗	营卫郁滞，湿热熏蒸	脉沉迟、汗出黄、发热、身肿、骨节疼痛等

五、皮水夹热证治

原文图解及释义

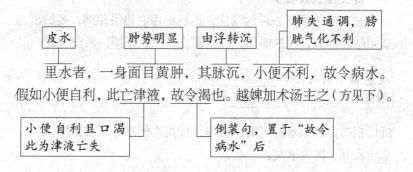

里水者，一身面目黄肿，其脉沉，小便不利，故令病水。假如小便自利，此亡津液，故令渴也。越婢加术汤主之（方见下）。

六、论述水气病的产生机理

原文图解及释义

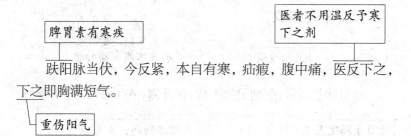

趺阳脉当伏，今反紧，本自有寒，疝瘕，腹中痛，医反下之，下之即胸满短气。

七、水气病产生机理

原文图解及释义

| 脾胃 |　　| 胃热亢盛而消谷善饥 |　| 水气内停,气化不利 |

跌阳脉当伏,今反数,本自有热,消谷,小便数,今反不利,
此欲作水。

八、水气病的发病机理

原文图解及释义

寸口脉浮而迟,浮脉则热,迟脉则潜,热潜相搏,名曰沉;
跌阳脉浮而数,浮脉即热,数脉即止,热止相搏,名曰伏;

| 火热留于内而
不达于外 |　　　| 水气病 |

沉伏相搏,名曰水;沉则脉络虚,伏则小便难,虚难相搏,
水走皮肤,即为水矣。

| 水不走常道而行于肌肤之间 |

九、肺失通调与肾虚水泛的水气病发病机理

原文图解及释义

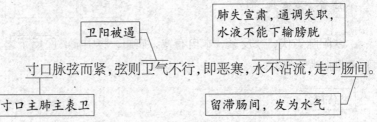

| 卫阳被遏 |　　　　| 肺失宣肃,通调失职,
水液不能下输膀胱 |

寸口脉弦而紧,弦则卫气不行,即恶寒,水不沾流,走于肠间。

| 寸口主肺主表卫 |　　　　　| 留滞肠间,发为水气 |

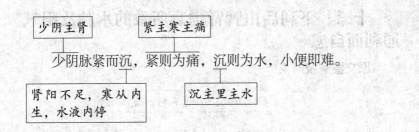

少阴主肾　　紧主寒主痛

少阴脉紧而沉，紧则为痛，沉则为水，小便即难。

肾阳不足，寒从内生，水液内停　　沉主里主水

十、水气病的脉症及其预后

原文图解及释义

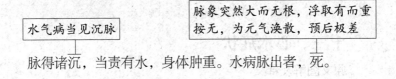

水气病当见沉脉　　脉象突然大而无根，浮取有而重按无，为元气涣散，预后极差

脉得诸沉，当责有水，身体肿重。水病脉出者，死。

十一、水气病攻下逐水治法

原文图解及释义

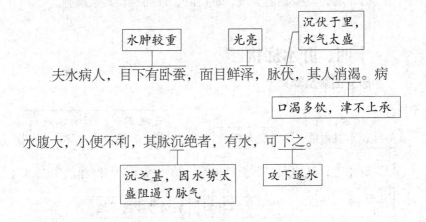

水肿较重　　光亮　　沉伏于里，水气太盛

夫水病人，目下有卧蚕，面目鲜泽，脉伏，其人消渴。病

口渴多饮，津不上承

水腹大，小便不利，其脉沉绝者，有水，可下之。

沉之甚，因水势太盛阻遏了脉气　　攻下逐水

十二、下利后由脾肾虚衰所致的水肿及阳气通利而自愈

原文图解及释义

下利渴饮，小便不利，腹满阴肿

问曰：病下利后，渴饮水，小便不利，腹满因肿者，何也？
答曰：此法当病水，若小便自利及汗出者，自当愈。

此为水气病

此乃阳气未衰，或衰而未甚，脾肾尚能气化，水液能通达

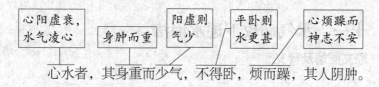

十三、心水症状

原文图解及释义

心阳虚衰，水气凌心　身肿而重　阳虚则气少　平卧则水更甚　心烦躁而神志不安

心水者，其身重而少气，不得卧，烦而躁，其人阴肿。

十四、肝水症状

原文图解及释义

肝失疏泄，气机郁结，水湿内聚　腹大胀满　　气机不利，影响水液代谢，故见口中之津

肝水者，其腹大，不能自转侧，胁下腹痛，时时津液微生，小便续通。

难以转侧　胁肋部疼痛不适

小便不利但常自行缓解

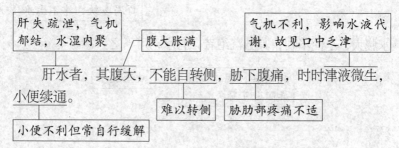

168

十五、肺水症状

原文图解及释义

| 肺失通调，水溢肌表 | 肺失通调，水不下输膀胱则尿难 | 肺虚气衰，大肠传导失司，则大便溏泄 |

肺水者，其身肿，小便难，时时鸭溏。

十六、脾水症状

原文图解及释义

| 脾阳虚衰，脾失健运，水湿内停外溢 | 脾虚不能散津布精，气血化生不足，故少气而小便难 |

脾水者，其腹大，四肢苦重，津液不生，但苦少气，小便难。

腹大胀满，四肢肿甚

十七、肾水症状

原文图解及释义

| 肾阳虚衰，气化不行，水湿内聚 | 腹满胀大，脐肿而小便不通 | 水气湿淫于下则见阴下湿如牛鼻上汗 |

肾水者，其腹大，脐肿腰痛，不得溺，阴下湿如牛鼻上汗，其足逆冷，面反瘦。

| 阳虚不达四肢则四肢厥冷 | 久病气血不荣于外则面瘦 |

169

十八、水气病利小便、发汗的治法

原文图解及释义

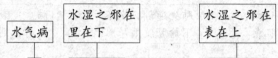

师曰：诸有水者，腰以下肿，当利小便；腰以上肿，当发汗乃愈。

十九、肺、脾、肾、三焦与水气病的关系和血病及水的病机

原文图解及释义

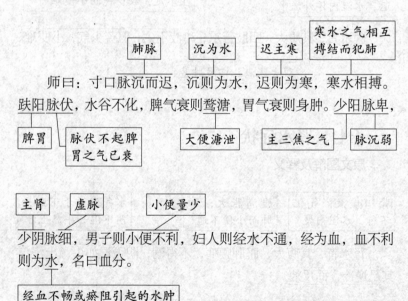

师曰：寸口脉沉而迟，沉则为水，迟则为寒，寒水相搏。趺阳脉伏，水谷不化，脾气衰则鹜溏，胃气衰则身肿。少阳脉卑，

少阴脉细，男子则小便不利，妇人则经水不通，经为血，血不利则为水，名曰血分。

二十、血分与水分之异

原文图解及释义

问曰：病有血分水分，何也？师曰：经水前断，后病水，名曰血分，此病难治；先病水，后经水断，名曰水分，此病易治。何以故？去水，其经自下。

二十一、水气病治验举例

原文图解及释义

患者病水

问曰：病者苦水，面目身体四肢皆肿，小便不利，脉之，不言水，反言胸中痛，气上冲咽，状如炙肉，当微咳喘。审如师

| 诊察之时不言水 | 气从少腹上冲咽 | 咽部异物感 |

对此应该如何认识

言，其脉何类？

水寒之气相合

师曰：寸口脉沉而紧，沉为水，紧为寒，沉紧相搏，结在关元，始时尚微，年盛不觉。阳衰之后，荣卫相干，阳损阴盛，

| 年盛之时尚无感觉 | 营卫失和 |

水寒之气骤甚，冲气上逆

结寒微动，肾气上冲，喉咽塞噎，胁下急痛，医以为留饮而大下之，气击不去，其病不除。

水寒之气未去

后者重用吐法

胃气被伤，中阳不运，出现虚烦

后重吐之，胃家虚烦，咽燥欲饮水，小便不利，水谷不化，面目手足浮肿。又以葶苈丸下水，当时如小差，食饮过度，肿复

水津不布，水液外溢

利水

当时一度肿势减轻

水饮射肺

如前，胸胁苦痛，象若奔豚，其水扬溢，则浮咳喘逆。当先攻击冲气，令止；乃治咳，咳止，其喘自差。先治新病，病当在后。

先平冲气

旧疾后治

二十二、风水表虚证治

原文图解及释义

风邪袭表故脉浮

表虚卫气不固

风水，脉浮身重，汗出恶风者，防己黄芪汤主之。腹痛加芍药。

水泛肌表

通血痹而缓急止痛

防己黄芪汤方

益气固表，利水除湿

防己一两　黄芪一两一分　白术七钱半　甘草半两（炙）

上剉，每服五钱匕，生姜四片，枣一枚，水盏半，煎取八分，去滓，温服，良久再服。

二十三、风水夹热证治

原文图解及释义

| 表证 | 水为风激而泛溢周身，故全身肿胀 | | 肺胃郁热，迫汗外出 |

风水恶风，一身悉肿，脉浮不渴，续自汗出，无大热，越婢汤主之。

不渴应为口渴，为邪已化热 ｜ 汗出热泄而体表暂无灼手之感

越婢汤方

散邪清热，发越水气

麻黄六两　石膏半斤　生姜三两　大枣十五枚　甘草二两

上五味，以水六升，先煮麻黄，去上沫，内诸药，煮取三升，分温三服。恶风者加附子一枚，炮。风水加术四两（《古今录验》）。

恶风为汗多伤阳　　　水气盛加白术

二十四、水气气虚阳郁证治

原文图解及释义

水液留滞皮肤之中　｜　水气阻遏，阳气欲伸，两相交争，则见四肢不自主的跳动

皮水为病，四肢肿，水气在皮肤中，四肢聂聂动者，防己茯苓汤主之。

防己茯苓汤方

——[通阳化气，分消水湿]

防己三两　黄芪三两　桂枝三两　茯苓六两　甘草二两
上五味，以水六升，煮取二升，分温三服。

二十五、皮水表实的不同证治
原文图解及释义

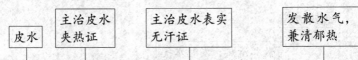

[皮水]　[主治皮水夹热证]　[主治皮水表实无汗证]　[发散水气，兼清郁热]

里水，越婢加术汤主之；甘草麻黄汤亦主之。越婢加术汤方
见上。于内加白术四两，又见脚气中。

甘草麻黄汤方

——[宣散水气]

甘草二两　麻黄四两
上二味，以水五升，先煮麻黄，去上沫，内甘草，煮取三升，
温服一升，重覆汗出，不汗，再服。慎风寒。

二十六、风水与正水的不同发汗方法
原文图解及释义

[水气病]　[正水，脉浮为风水]　[插入语，强调肺与胀的鉴别]

水之为病，其脉沉小，属少阴；浮者为风；无水虚胀者，为气；水，发其汗即已。脉沉者宜麻黄附子汤；浮者宜杏子汤。

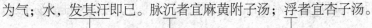

水气病发汗法　　正水脉沉　　　　风水脉浮

麻黄附子汤方

温经助阳发汗

麻黄三两　甘草二两　附子一枚（炮）

上三味，以水七升，先煮麻黄，去上沫，内诸药，煮取二升半，温服八分，日三服。

杏子汤方（未见，恐是麻黄杏仁甘草石膏汤）。

二十七、皮水湿盛阳郁证治

原文图解及释义

手足逆冷，水湿停聚，湿热内蕴，阳气阻遏，不达四肢　　　清利湿热，通利小便

厥而皮水者，蒲灰散主之（方见消渴中）。

二十八、黄汗病的证治及病因

原文图解及释义

水湿滞留肌表　　　　营卫不调

问曰：黄汗之为病，身体肿（一作重），发热汗出而渴，状如风水，汗沾衣，色正黄如药汁，脉自沉，何从得之？

气不化津　　　汗染衣

师曰：以汗出入水中浴，水从汗孔入，得之，宜芪芍桂酒汤主之。

> 汗出之时，腠理开泄之时，表卫空疏，水寒之气内侵，水湿停于肌腠，营卫失和，湿热交蒸而成黄汗

黄芪芍药桂枝苦酒汤方

> 固表祛湿，调和营卫兼泄营热

黄芪五两　芍药三两　桂枝三两

上三味，以苦酒一升，水七升，相和，煮取三升，温服一升，当心烦，服至六七日乃解。若心烦不止者，以苦酒阻故也（一方用美酒醯代苦酒）。

> 味酸阻滞药力之故，待数日后营卫协调则病自除

> 米醋

二十九、黄汗病证治及与历节、劳气的鉴别

原文图解及释义

> 水湿下注两胫，营卫郁遏，阳气不通故身热而两胫自冷

> 历节为湿热留注关节致局部常常肿而且热，活动受限

黄汗之病，两胫自冷；假令发热，此属历节。食已汗出，又身常暮盗汗出者，此劳气也。若汗出已反发热者，久久其身必

> 食后经常汗出，又常常出现盗汗

> 虚劳病症

> 湿盛汗出后湿随汗泄，身重减轻

甲错。发热不止者，必生恶疮。若身重，汗出已辄轻者，久久必

> 若汗出而热不减，日久必耗营血，肌肤失养而见甲错

> 湿热郁蒸，营热邪毒相合，腐溃肌肤而成恶疮

汗出日久，阳气受损，不能温养四肢则肌肉瞤动

黄汗的临床特点

身瞤。瞤即胸中痛，又从腰以上必汗出，下无汗，腰髋弛痛，如

阳气不充，胸阳痹阻而感胸痛

水气内停，下焦湿盛，则下半身腰髋部疼痛乏力

阳欲行而被郁，汗欲出而不能，故皮中如有物作痒之状

膀胱气化不行

有物在皮中状，剧者不能食，身疼重，烦躁，小便不利，此为黄

病情加剧影响脾胃则饮食受限

汗，桂枝加黄芪汤主之。

桂枝加黄芪汤方

调和营卫，益气除湿

桂枝三两　芍药三两　甘草二两　生姜三两　大枣十二枚　黄芪二两

上六味，以水八升，煮取三升，温服一升，须臾饮热稀粥一升余，以助药力，温服取微汗；若不汗，更服。

三十、气分的病机、症状和治则

原文图解及释义

师曰：寸口脉迟而涩，迟则为寒，涩为血不足。趺阳脉微而迟，

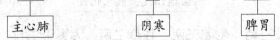

主心肺　　　阴寒　　　脾胃

气不足　　阴寒　　阴寒内盛而气血不足

微则为气，迟则为寒。寒气不足，则手足逆冷；手足逆冷，则荣卫不利；荣卫不利，则腹满胁鸣相逐，气转膀胱，荣卫俱劳；

肠鸣连绵不绝　　寒气至下焦，膀胱失约而见遗尿，小便失禁之症　　营卫俱病

阳气不通，身失温煦，则恶寒

阳气不通即身冷，阴气不通即骨疼；阳前通则恶寒，

阴气不通，肌失濡润，则麻木　　胸中之气

阴前通则痹不仁；阴阳相得，其气乃行，大气一转，其气乃散；实则失气，虚则遗尿，名曰气分。

三十一、阳虚阴凝气分病证治

原文图解及释义

胃脘　　痞坚

气分，心下坚，大如盘，边如旋杯，水饮所作，桂枝去芍药加麻辛附子汤主之。

以方测证，为阳气虚衰、阴寒内盛、水气留滞

桂枝去芍药加麻黄细辛附子汤方

温通阳气，散寒化饮

桂枝三两　　生姜三两　　甘草二两　　大枣十二枚　　麻黄二两　　细辛二两　　附子一枚（炮）

上七味，以水七升，煮麻黄，去上沫，内诸药，煮取二升，分温三服，当汗出，如虫行皮中，即愈。

三十二、脾虚气滞气分病证治

1. 原文图解及释义

心下坚，大如盘，边如旋盘，水饮所作，枳术汤主之。

| 无气分二字，为省笔 | 脾虚气滞，水湿痞结于心下 |

枳术汤方

> 行气散结，健脾化湿

| 当有上腹部胀闷或胀痛等症 |

枳实七枚　白术二两

上二味，以水五升，煮取三升，分温三服，腹中软，即当散也。

2. 拓展

桂枝去芍药加麻辛附子汤证与枳术汤证的鉴别，见表14-2。

表14-2　桂枝去芍药加麻辛附子汤证与枳术汤证的鉴别

鉴别点	桂枝去芍药加麻辛附子汤证	枳术汤证
主症	心下坚，大如盘，边如旋杯	心下坚，大如盘，边如旋盘
兼症	手足逆冷，腹满肠鸣，恶寒身冷，骨节疼痛	脘腹痞满而胀
病机	阳气虚衰，阴寒内盛，水寒凝结于心下	脾虚气滞，水饮痞结于心下
治法	温阳散寒，行气利水	行气散结，健脾化饮

Part 15

黄疸病脉证并治

一、论述湿热黄疸的发病机理

1. 原文图解及释义

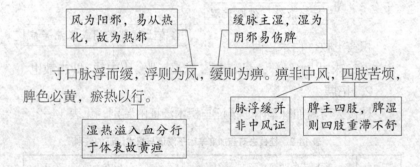

风为阳邪，易从热化，故为热邪

缓脉主湿，湿为阴邪易伤脾

寸口脉浮而缓，浮则为风，缓则为痹。痹非中风，四肢苦烦，脾色必黄，瘀热以行。

湿热溢入血分行于体表故黄疸

脉浮缓并非中风证

脾主四肢，脾湿则四肢重滞不舒

2. 拓展

本条论述湿热黄疸的发病机理。脉浮而缓，在伤寒是太阳表虚的脉象，在杂病浮则为风，"风"可作"热"理解，而缓为湿之征。"痹"有闭之意，指脾家蕴有湿热，并非风寒湿杂至之痹证。仲景恐人误认脉浮为外感，故插入"痹非中风"一句以示区别。脾主四肢、肌肉，脾有湿热，四肢必感重滞不舒；如脾脏所蕴积的湿热溢入血分，行于体表，必然发生黄疸，故云"脾色必黄，瘀热以行"。黄疸发病与血分有关，因此治黄疸应重视活血凉血祛瘀，原文"脾色必黄，瘀热以行"。脾指病位，瘀言病机，意即湿热郁闭在脾，影响血分并行于周身，则能发黄。可见黄疸与湿热深入血分有关。

二、黄疸病机、分类及主症

1. 原文图解及释义

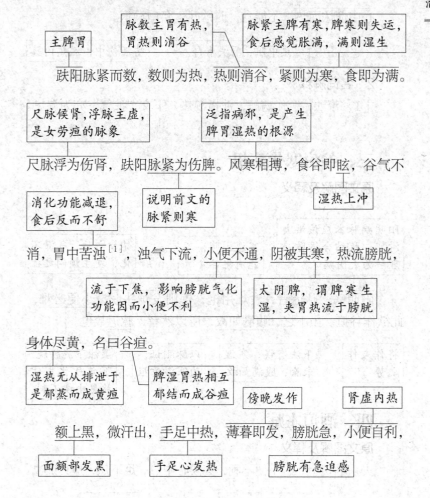

| 脉数主胃有热，胃热则消谷 | 脉紧主脾有寒，脾寒则失运，食后感觉胀满，满则湿生 |

主脾胃

跌阳脉紧而数，数则为热，热则消谷，紧则为寒，食即为满。

| 尺脉候肾，浮脉主虚，是女劳疸的脉象 | 泛指病邪，是产生脾胃湿热的根源 |

尺脉浮为伤肾，跌阳脉紧为伤脾。风寒相搏，食谷即眩，谷气不

| 消化功能减退，食后反而不舒 | 说明前文的脉紧则寒 | 湿热上冲 |

消，胃中苦浊[1]，浊气下流，小便不通，阴被其寒，热流膀胱，

| 流于下焦，影响膀胱气化功能因而小便不利 | 太阴脾，谓脾寒生湿，夹胃热流于膀胱 |

身体尽黄，名曰谷疸。

| 湿热无从排泄于是郁蒸而成黄疸 | 脾湿胃热相互郁结而成谷疸 | 傍晚发作 | 肾虚内热 |

额上黑，微汗出，手足中热，薄暮即发，膀胱急，小便自利，

| 面额部发黑 | 手足心发热 | 膀胱有急迫感 |

因房劳过度，肾阴亏损

病至后期，出现腹部如水状，脾肾两败，预后不佳

名曰女劳疸，腹如水状不治。

湿热熏蒸于心，故见心中郁闷，烦热不安

心中懊恼而热，不能食，时欲吐，名曰酒疸。

湿热中阻，胃失和降

嗜酒伤中，湿热内蕴

2. 名词解释

［1］苦浊：苦作病解，浊指湿热，下文"浊气"亦为湿热。

三、谷疸寒化病机

原文图解及释义

阳明病脉本应该洪大滑实，故结合迟脉应理解为太阴病

寒湿困脾，不能消化谷食

饱食之后，气滞不化，发生烦闷之症

阳明病，脉迟者，食难用饱，饱则发烦头眩，小便必难，此欲作谷疸。虽下之，腹满如故，所以然者，脉迟故也。

将作未作之势

下法有误，寒湿未除，腹满如故

以脉测证，为寒湿黄疸

湿浊下流膀胱，下焦气化失常故见小便不利

四、酒疸主症

原文图解及释义

夫病酒黄疸，必小便不利，其候心中热，足下热，是其证也。

湿热下注膀胱，气化不利

湿热下注

182

五、酒疸的症状及其治法

原文图解及释义

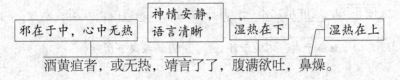

| 邪在于中，心中无热 | 神情安静，语言清晰 | 湿热在下 | 湿热在上 |

酒黄疸者，或无热，靖言了了，腹满欲吐，鼻燥。

| 病势趋上，用吐法 | 病势趋下，用下法 |

其脉浮者，先吐之；沉弦者，先下之。

六、酒疸用吐法

1. 原文图解及释义

酒疸，心中热，欲呕者，吐之愈。

| 湿热上扰 | 湿热中阻 |

2. 拓展

吐法用瓜蒂散，下法用大黄硝石汤。

七、酒疸误下变为黑疸的证候

原文图解及释义

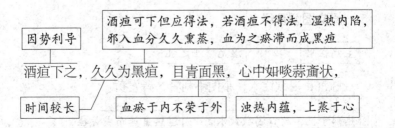

| 因势利导 | 酒疸可下但应得法，若酒疸不得法，湿热内陷，邪入血分久久熏蒸，血为之瘀滞而成黑疸 |

酒疸下之，久久为黑疸，目青面黑，心中如啖蒜齑状，

| 时间较长 | 血瘀于内不荣于外 | 浊热内蕴，上蒸于心 |

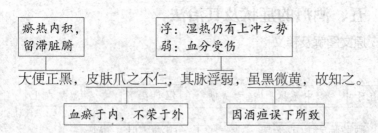

瘀热内积，留滞脏腑

浮：湿热仍有上冲之势
弱：血分受伤

大便正黑，皮肤爪之不仁，其脉浮弱，虽黑微黄，故知之。

血瘀于内，不荣于外

因酒疸误下所致

八、火劫发黄治法及湿邪在黄疸发病的作用

原文图解及释义

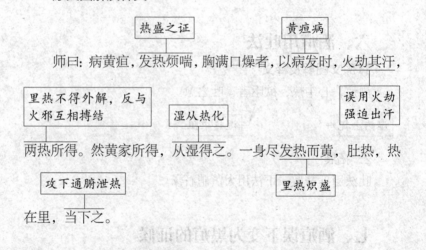

热盛之证

黄疸病

师曰：病黄疸，发热烦喘，胸满口燥者，以病发时，火劫其汗，

里热不得外解，反与火邪互相搏结

湿从热化

误用火劫强迫出汗

两热所得。然黄家所得，从湿得之。一身尽发热而黄，肚热，热

攻下通腑泄热

里热炽盛

在里，当下之。

九、湿热发黄症状

原文图解及释义

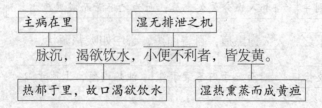

主病在里

湿无排泄之机

脉沉，渴欲饮水，小便不利者，皆发黄。

热郁于里，故口渴欲饮水

湿热熏蒸而成黄疸

十、寒湿发黄症状

原文图解及释义

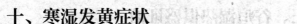

太阴（脾）寒湿症状 ┐　　　　　寒湿困脾所成黄疸 ┐

腹满，舌痿黄，躁不得睡，属黄家（舌痿疑作身痿）。

身黄而不润泽 ┘　　胃不和则寐不安，说明脾虚不运，湿热中阻

十一、黄疸病预后

原文图解及释义

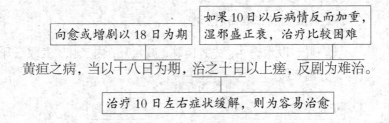

如果10日以后病情反而加重，
湿邪盛正衰，治疗比较困难

向愈或增剧以18日为期 ┐

黄疸之病，当以十八日为期，治之十日以上瘥，反剧为难治。

治疗10日左右症状缓解，则为容易治愈

十二、再论黄疸病预后

原文图解及释义

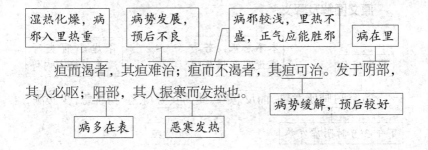

湿热化燥，病　　病势发展，　　病邪较浅，里热不　　病在里
邪入里热重　　预后不良　　盛，正气应能胜邪

疸而渴者，其疸难治；疸而不渴者，其疸可治。发于阴部，
其人必呕；阳部，其人振寒而发热也。

病多在表　　恶寒发热

病势缓解，预后较好

十三、谷疸湿热俱盛证治

原文图解及释义

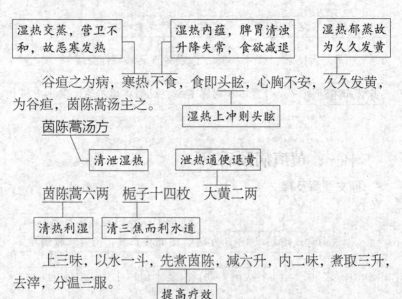

湿热交蒸，营卫不和，故恶寒发热

湿热内蕴，脾胃清浊升降失常，食欲减退

湿热郁蒸故为久久发黄

　　谷疸之为病，寒热不食，食即头眩，心胸不安，久久发黄，为谷疸，茵陈蒿汤主之。

湿热上冲则头眩

<u>茵陈蒿汤方</u>

清泄湿热　　　泄热通便退黄

<u>茵陈蒿六两</u>　<u>栀子十四枚</u>　<u>大黄二两</u>

清热利湿　　清三焦而利水道

　　上三味，以水一斗，<u>先煮茵陈</u>，减六升，内二味，煮取三升，去滓，分温三服。

提高疗效

小便不利　　　　　　　伴有腹满

小便当利，尿如皂角汁状，色正赤。一宿腹减，黄从小便去也。

十四、女劳疸转为黑疸兼有瘀血湿热证治

原文图解及释义

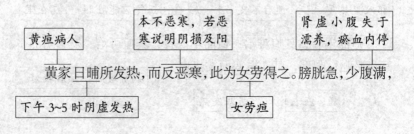

黄疸病人

本不恶寒，若恶寒说明阴损及阳

肾虚小腹失于濡养，瘀血内停

黄家日晡所发热，而反恶寒，此为女劳得之。膀胱急，少腹满，

下午3~5时阴虚发热　　　　女劳疸

金匮要略速学速记

肾虚气血不荣，
故身黄而不荣

肾阴虚

外形像水胀，但不是水而是瘀血

身尽黄，额上黑，足下热，因作黑疸。其腹胀如水状，大便必黑，

肾虚其色外露

女劳疸日久不愈变为黑疸

时溏，此女劳之病，非水也。腹满者难治，硝石矾石散主之。

病至后期，脾肾两败，出现腹满，预后不良

硝石矾石散方

入气分化湿利水 —— 消瘀化湿

硝石　矾石（烧）等分

火硝苦咸，消坚散结

保养胃气

上二味，为散，以大麦粥汁和服方寸匕，日三服。病随大
小便去，小便正黄，大便正黑，是候也。

十五、酒疸热盛证治

原文图解及释义

湿热上蒸，故烦热郁闷不安

酒黄疸，心中懊恼，或热痛，栀子大黄汤主之。

栀子大黄汤方

泄热除烦

栀子豉汤清心除烦

大黄、枳实除积泄热

栀子十四枚　大黄一两　枳实五枚　豉一升

上四味，以水六升，煮取二升，分温三服。

十六、黄疸正治法及兼表虚证治

原文图解及释义

黄疸病人　利小便为其正治法　　可予汗法

　　诸病黄家，但利其小便；假令脉浮，当以汗解之，
宜桂枝加黄芪汤主之（方见水气病中）。

桂枝汤调和营卫，黄芪扶正
祛水湿，表明本证属表虚证　　假如脉浮提示表证

十七、胃肠燥结血瘀黄疸证治

原文图解及释义

诸黄，猪膏发煎主之。

猪膏发煎方

消瘀利水道

猪膏半斤　　乱发如鸡子大三枚

猪油，利血脉，解风热，润燥结　　邪得以泄利，而从小便排除

　　上二味，和膏中煎之，发消药成，分再服。病从小便出。

十八、黄疸湿重于热的治法

原文图解及释义

黄疸病，茵陈五苓散主之（一本云茵陈汤及五苓散并主之）。

以方测证：湿重于热的黄疸

茵陈五苓散方

利水清热，去湿退黄

清利湿热　化气行水

茵陈蒿末十分　五苓散五分（方见痰饮中）。

2　：　1

上二物和，先食饮方寸匕，日三服。

十九、热盛里实黄疸证治

原文图解及释义

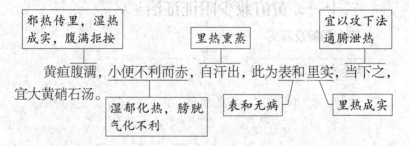

邪热传里，湿热成实，腹满拒按　里热熏蒸　宜以攻下法通腑泄热

黄疸腹满，小便不利而赤，自汗出，此为表和里实，当下之，宜大黄硝石汤。

湿郁化热，膀胱气化不利　表和无病　里热成实

大黄硝石汤方

清热通便，利湿退黄

大黄　黄柏　硝石各四两　栀子十五枚

上四味，以水六升，煮取二升，去滓，内硝，更煮取一升，顿服。

二十、黄疸误治变哕证治

原文图解及释义

小便颜色正常

大便泄利属
太阴虚寒

腹满时
减喜按

喘而少气不足以
息说明寒湿蕴脾

　　黄疸病，小便色不变，欲自利，腹满而喘，不可除热，热除必哕。哕者，小半夏汤主之（方见痰饮中）。

误用苦寒之剂，伤及中
阳，胃失和降则呃逆

温胃化饮，降逆止呃

宜温运脾阳，
散寒除湿

二十一、黄疸兼少阳证证治

原文图解及释义

土壅木郁，邪在少阳

和解少阳

　　诸黄，腹痛而呕者，宜柴胡汤（必小柴胡汤，方见呕吐中）。

二十一、虚黄证治

原文图解及释义

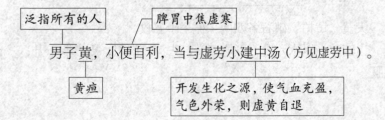

泛指所有的人

脾胃中焦虚寒

　　男子黄，小便自利，当与虚劳小建中汤（方见虚劳中）。

黄疸

开发生化之源，使气血充盈，
气色外荣，则虚黄自退

Part 16

惊悸吐衄下血胸满瘀血病脉证治

一、惊和悸的病因病机

1. 原文图解及释义

寸口脉动而弱，动即为惊，弱则为悸。

发于外，有所触，怒则气乱，心气无所归，脉动摇不定

发于内，无所触，心血不足，神失所养，脉细软无力

2. 拓展

动弱并见，心之气血内虚，又为惊恐所触，症见精神惶恐、坐卧不安、心中悸动不宁，是为惊悸。

二、望诊切脉判断衄血的预后

原文图解及释义

尺脉候肾，尺脉浮为肾阴虚、相火不潜之征

肝开窍于目，肝经郁热上扰于目故目睛晕黄，视物不清

肝肾阴虚

师曰：尺脉浮，目睛晕黄，衄未止；晕黄去，目睛慧了，知衄今止。

阳亢火动，火热迫血妄行，故衄血未止；晕黄去，目睛清明，视物清晰，说明阴复火降，热退血宁，故知衄血已止

三、从四时气候论述衄血的辨证
原文图解及释义

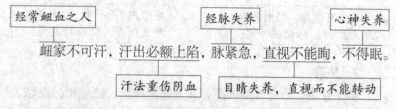

又曰：从春至夏衄者太阳，从秋至冬衄者阳明。

春夏阳气生发，主外主表，表热居多，故为太阳

秋冬阳气内藏，主里主内，里热居多，故为阳明

四、衄血禁汗及误汗的变证
1. 原文图解及释义

经常衄血之人　　　经脉失养　　　心神失养

衄家不可汗，汗出必额上陷，脉紧急，直视不能眴，不得眠。

汗法重伤阴血　　目睛失养，直视而不能转动

2. 拓展
血汗同源，夺血者无汗，夺汗者无血。

五、衄血、下血和吐血的不同脉症
原文图解及释义

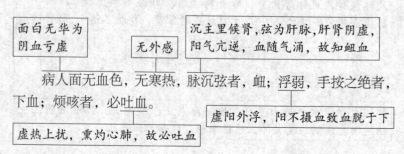

面白无华为阴血亏虚　无外感　沉主里候肾，弦为肝脉，肝肾阴虚，阳气亢逆，血随气涌，故知衄血

病人面无血色，无寒热，脉沉弦者，衄；浮弱，手按之绝者，下血；烦咳者，必吐血。

虚阳外浮，阳不摄血致血脱于下

虚热上扰，熏灼心肺，故必吐血

六、吐血的预后

原文图解及释义

吐血致阴血亏虚

虚火上浮，扰动心神，故虚烦不眠

夫吐血，咳逆上气，其脉数而有热，不得卧者，死。

阴虚火旺则虚火灼肺，升降失常，故见咳逆上气

吐血不止，阴虚阳亢，即将导致气随血脱，其病难治

七、酒客咯、吐血的病因病机

原文图解及释义

饮酒过度，酒毒湿热蕴肺，肺失升降故咳

夫酒客咳者，必致吐血，此因极饮过度所致也。

长期饮酒的人

热伤肺络而致咯血，甚或吐血

八、虚寒亡血的脉象

原文图解及释义

血虚脉空，故见芤大

寸口脉弦而大，弦则为减，大则为芤，减则为寒，芤则为虚，寒虚相击，此名曰革，妇人则半产漏下，男子则亡血。

气血两虚

九、亡血禁用汗法及误汗伤阳的变证

原文图解及释义

> 亡血之人，气血大亏，易感外邪，虽有表证，但不可单用汗法

亡血不可发其表，汗出即寒栗而振。

> 亡血已伤阴，若发汗则阴血更伤，阳气亦随津而外泄，出现重伤阳气，寒栗而振

十、瘀血脉症

原文图解及释义

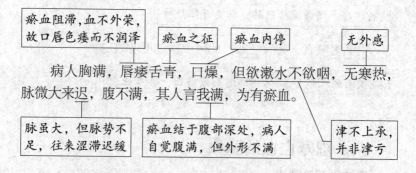

> 瘀血阻滞,血不外荣,故口唇色痿而不润泽

> 瘀血之征

> 瘀血内停

> 无外感

病人胸满，唇痿舌青，口燥，但欲漱水不欲咽，无寒热，脉微大来迟，腹不满，其人言我满，为有瘀血。

> 脉虽大，但脉势不足，往来涩滞迟缓

> 瘀血结于腹部深处，病人自觉腹满，但外形不满

> 津不上承，并非津亏

十一、瘀血化热脉症及治法

原文图解及释义

> 内有瘀血，瘀久化热，故病人同见发热、心烦、胸满、口干燥而渴

病者如热状，烦满，口干燥而渴，其脉反无热，此为阴状，是瘀血也，当下之。

> 热不在气分在血分

> 瘀血阻滞日久，郁而化热，伏于阴分

十二、火劫致惊治法

原文图解及释义

火邪者，桂枝去芍药加蜀漆牡蛎龙骨救逆汤主之。

> 太阳伤寒，火法迫劫汗出，损伤心阴，气不化津而为痰，迷于心宫

桂枝救逆汤方

> 通阳镇惊，祛痰安神

调和营卫

收敛神气，安定神志

桂枝三两（去皮） 甘草二两（炙） 生姜三两 牡蛎五两（熬） 龙骨四两 大枣十二枚 蜀漆三两（洗去腥）

上为末，以水一斗二升，先煮蜀漆，减二升，内诸药，煮取三升，去滓，温服一升。

十三、水饮致悸治法

原文图解及释义

胃脘部

心下悸者，半夏麻黄丸主之。

> 水饮内停、水气凌心则心动下悸；寒饮射肺则喘息短气；饮停于胃则头晕

半夏麻黄丸方

> 一升一降，以蠲饮邪

和胃降逆，以蠲寒饮

半夏　麻黄等分

宣通肺气，以祛水邪

阳气不能过分发散，饮邪不易速消，故以丸剂缓缓图之

上二味，末之，炼蜜和丸小豆大，饮服三丸，日三服。

十四、虚寒吐血治法

原文图解及释义

吐血时多时少，时吐时停持久不止，顽固不愈

吐血不止者，柏叶汤主之。

以方测证：证属中气虚寒，气不摄血，血不归经

柏叶汤方

温经止血

柏叶　干姜各三两　艾三把

收敛止血

引血下行以止血，可用童便代替

上三味，以水五升，取马通汁一升，合煮取一升，分温再服。

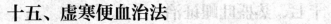

十五、虚寒便血治法

原文图解及释义

下血，先便后血，此远血也，黄土汤主之。

| 先便后血为远血 | ← | 以方测证：中焦脾气虚寒，气不摄血 |

黄土汤方（亦主吐血、衄血）

| 温脾摄血 | | 清热凉血坚阴，防止温药动血 |

甘草　干地黄　白术　附子（炮）　阿胶　黄芩各三两
灶中黄土半斤

| 伏龙肝 |

上七味，以水八升，煮取三升，分温二服。

十六、湿热便血证治

1. 原文图解及释义

下血，先血后便，此近血也，赤小豆当归散主之（方见狐惑中）。

| 先血后便为近血 | ← | 以方测证：湿热蕴结大肠，迫血下行 |

2. 拓展

黄土汤证与赤小豆当归散证的鉴别见表 16-1。

表 16-1　黄土汤证与赤小豆当归散证的鉴别

方证	病机	主要脉症	治法
黄土汤证	脾气虚寒，气不摄血	下血暗紫稀薄，便溏腹痛，面色无华，神疲懒言，手足不温，舌淡脉细	温脾摄血
赤小豆当归散证	大肠湿热，迫血下行	下血鲜红或有黏液，大便不畅，苔黄腻，脉数	清热利湿，活血止血

十七、热盛吐衄证治

1. 原文图解及释义

心气不足，吐血，衄血，泻心汤主之。

> 心气不足，为心火亢盛，迫血妄行于上，脉络受损，故见吐血、衄血

泻心汤方（亦治霍乱）。

生大黄 ——— 清热泻火，止血

大黄二两　黄连一两　黄芩一两

上三味，以水三升，煮取一升，顿服之。

2. 拓展

柏叶汤证与泻心汤证的鉴别见表16-2。

表16-2　柏叶汤证与泻心汤证的鉴别

方证	病机	主要脉症	治法
柏叶汤证	中气虚寒，气不摄血	吐血不止，色暗红，面色苍白或萎黄，舌淡苔白，脉微弱或虚而无力	温中止血
泻心汤证	心火亢盛，迫血妄行	吐血衄血，量多，色鲜红，来势急；面红口渴，神烦便秘，舌红苔黄，脉洪数	凉血止血

Part 17

呕吐哕下利病脉证治

一、内有痈脓而呕吐的治法

原文图解及释义

痈脓秽毒影响于胃，胃失和降

夫呕家有痈脓，不可治呕，脓尽自愈。

治病求本，呕吐只是病之标

治疗当以除痈排脓为本，方能脓尽呕止

二、停饮呕吐的辨证

原文图解及释义

后

饮停心下，津不上承

先呕却渴者，此为欲解；先渴却呕者，为水停心下，此属饮家。
呕家本渴，今反不渴者，以心下有支饮故也，此属支饮。

耗伤阴液

饮邪停留于心下

三、误治导致虚寒胃反呕吐病机

1. 原文图解及释义

问曰：病人脉数，数为热，当消谷引食，而反吐者，何也？
师曰：以发其汗，令阳微，膈气虚，脉乃数，数为客热，不能消

误汗　　　胃中阳气衰微　　　胸中宗气不足　　　假热

谷，胃中虚冷故也。脉弦者虚也，胃气无余，朝食暮吐，变为胃反[1]。

土虚木贼故脉弦　　　　　　　　　　胃反病

寒在于上，医反下之，今脉反弦，故名曰虚。

2. 名词解释

[1] 胃反：亦称"反胃"，指朝食暮吐、暮食朝吐的病证。

四、胃反气血俱虚病机

原文图解及释义

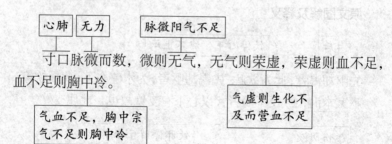

心肺　无力　脉微阳气不足

寸口脉微而数，微则无气，无气则荣虚，荣虚则血不足，
血不足则胸中冷。

气血不足，胸中宗
气不足则胸中冷

气虚则生化不
及而营血不足

五、脾胃两虚胃反病机、脉症及预后

1. 原文图解及释义

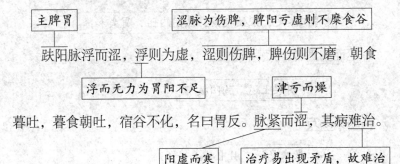

```
主脾胃                涩脉为伤脾，脾阳亏虚则不糜食谷

跌阳脉浮而涩，浮则为虚，涩则伤脾，脾伤则不磨，朝食

    浮而无力为胃阳不足        津亏而燥

暮吐，暮食朝吐，宿谷不化，名曰胃反。脉紧而涩，其病难治。

        阳虚而寒    治疗易出现矛盾，故难治
```

2. 拓展

胃反主症：朝食暮吐，暮食朝吐，完谷不化。

六、欲吐治禁

原文图解及释义

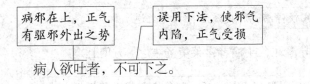

```
病邪在上，正气          误用下法，使邪气
有驱邪外出之势          内陷，正气受损

病人欲吐者，不可下之。
```

七、哕而腹满治则

原文图解及释义

```
病阻于下而逆于上      小便不通为水湿停聚，大便不通为腑气不降

哕而腹满，视其前后，知何部不利，利之即愈。

        大小便情况
```

八、胃虚寒凝呕吐证治

原文图解及释义

> 胃阳不足，寒饮凝聚，浊阴内阻，胃失和降

呕而胸满者，茱萸汤主之。

> 阴寒上逆，胸阳被郁

茱萸汤方

> 散寒降逆，温中补虚

吴茱萸一升　人参三两　生姜六两　大枣十二枚
上四味，以水五升，煮取三升，温服七合，日三服。

九、胃虚停饮夹肝气上逆的干呕头痛证治

原文图解及释义

> 脾胃虚寒，寒饮停滞，肝失疏泄，胃气上逆。

干呕，吐涎沫，头痛者，茱萸汤主之（方见上）。

> 肝经上抵巅顶，肝气夹阴寒之邪循经上冲

十、寒热错杂呕吐证治

原文图解及释义

> 胃气上逆　脾失健运　病在中焦

呕而肠鸣，心下痞者，半夏泻心汤主之。

半夏泻心汤方

散结除痞，和胃降逆

半夏半升（洗）　黄芩三两　干姜三两　人参三两　黄连一两　大枣十二枚　甘草三两（炙）

上七味，以水一斗，煮取六升，去滓，再煮取三升，温服一升，日三服。

十一、干呕与下利并见的证治
原文图解及释义

湿热内扰，热犯胃肠，胃气上逆

干呕而利者，黄芩加半夏生姜汤主之。

邪热下迫，大肠传导失常

黄芩加半夏生姜汤方

黄芩三两　甘草二两（炙）　芍药二两　半夏半升　生姜三两　大枣十二枚

上六味，以水一斗，煮取三升，去滓，温服一升，日再夜一服。

十二、论述一般呕吐的治法
原文图解及释义

胃失和降，胃气上逆

诸呕吐，谷不得下者，小半夏汤主之（方见痰饮中）。

胃中停饮，脾胃升降失司，寒饮上迫所致

十三、论述停饮呕后的调治方法

原文图解及释义

饮停于胃，上逆于膈

思水时恣意多饮，胃弱不能消水势必旧饮未尽除，新饮骤增，再致呕吐

呕吐而病在膈上，后思水者，解，急与之。思水者，猪苓散主之。

呕后口渴

猪苓散方

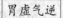健脾利水

猪苓　茯苓　白术各等分

上三味，杵为散，饮服方寸匕，日三服。

十四、论述阴盛格阳呕吐的证治

原文图解及释义

胃虚气逆

阴格阳于外，身微热而四肢冷

呕而脉弱，小便复利，身有微热，见厥者，难治，四逆汤主之。

阴盛于下，肾气不固，小便自利

阴盛阳微危重证，故难治

四逆汤方

附子一枚（生用）　干姜一两半　甘草二两（炙）

上三味，以水三升，煮取一升二合，去滓，分温再服。强人可大附子一枚，干姜三两。

十五、论述少阳邪热迫胃致呕的治法

原文图解及释义

> 少阳邪热迫胃，胃气上逆

呕而发热者，小柴胡汤主之。

小柴胡汤方

> 疏肝清热，和胃降逆

柴胡半斤　黄芩三两　人参三两　甘草三两　半夏半斤　生姜三两　大枣十二枚

上七味，以水一斗二升，煮取六升，去滓，再煎取三升，温服一升，日三服。

十六、虚寒胃反补出治法

原文图解及释义

胃反呕吐者，大半夏汤主之。（《千金》云：治胃反不受食，食入即吐。《外台》云：治呕，心下痞硬者）

大半夏汤方

> 和胃降逆，补虚润燥

半夏二升（洗完用）　人参三两　白蜜一升

上三味，以水一斗二升，和蜜扬之二百四十遍，煮药取升半，温服一升，余分再服。

十七、论述胃肠实热呕吐的证治
原文图解及释义

> 实热壅阻胃肠，腑气不通，便秘；在上胃气不降则食入于胃，旋即而吐

食已即吐者，大黄甘草汤主之。（《外台》方，又治吐水）

大黄甘草汤方

> 泄热去实

大黄四两　甘草一两

上二味，以水三升，煮取一升，分温再服。

十八、论述饮阻气逆而呕渴并见的证治
原文图解及释义

> 因胃有停饮，失其和降，则上逆而吐，饮停不化，津不上承，故口渴欲饮

胃反，吐而渴欲饮水者，茯苓泽泻汤主之。

> 反复呕吐

茯苓泽泻汤方

> 健脾利水，化气散饮

（《外台》云：治消渴脉绝，胃反吐食之，有小麦一升）

茯苓半斤　泽泻四两　甘草二两　桂枝二两　白术三两　生姜四两

上六味，以水一斗，煮取三升，内泽泻，再煮取二升半，

温服八合，日三服。

十九、论述吐后贪饮的证治
原文图解及释义

> 吐后阴伤，热郁于内，故吐而贪饮

吐后，渴欲得水而贪饮者，文蛤汤主之。兼主微风，脉紧，头痛。

> 或兼外感风寒而见头痛、脉紧、恶风，也可用本方治疗

文蛤汤方

> 发散祛邪，清热止渴

文蛤五两　麻黄三两　甘草三两　生姜三两　石膏五
两　杏仁五十枚　大枣十二枚
上七味，以水六升，煮取二升，温服一升，汗出即愈。

二十、论述中阳不足，阴寒内盛的证治
原文图解及释义

> 中阳不足，胃寒气逆则干呕，吐逆

> 寒饮不化，聚为痰涎，随胃气上逆而出

干呕，吐逆，吐涎沫，半夏干姜散主之。
半夏干姜散方

> 温中散寒，降逆止呕

207

半夏　干姜各等分

上二味,杵为散,取方寸匕,浆水一升半,煎取七合,顿服之。

药力集中而功效迅捷

二十一、论述寒饮搏结胸胃的证治

原文图解及释义

寒饮扰胸、肺气不利　　饮扰于胃　　胃失和降

病人胸中似喘不喘,似呕不呕,似哕不哕,
彻心中愦愦然无奈者,生姜半夏汤主之。

病势有欲出而不能,欲降而不得,故心
胸中烦闷不堪,有无可奈何之状

生姜半夏汤方

辛散寒饮,舒展胸阳,畅达气机

半夏半升　生姜汁一升

上二味,以水三升,煮半夏,取二升,内生姜汁,煮取一升半,
小冷,分四服,日三夜一服。止,停后服。

二十二、论述胃寒气逆而干呕、哕的证治

原文图解及释义

胃失和降,其气上逆　　寒气困阻于胃,中阳被郁,阳气不达四末

干呕,哕,若手足厥者,橘皮汤主之。

橘皮汤方

> 散寒降逆，通阳和胃

橘皮四两　生姜半斤
上二味，以水七升，煮取三升，温服一升，下咽即愈。

二十三、论述胃虚有热呃逆的证治

原文图解及释义

> 胃中虚热，气逆上冲

哕逆者，橘皮竹茹汤主之。

橘皮竹茹汤方

> 补虚清热，和胃降逆

橘皮二升　竹茹二升　大枣三十枚　生姜半斤　甘草五
两　人参一两
上六味，以水一斗，煮取三升，温服一升，日三服。

二十四、从脏腑功能的虚衰来论述呕吐、哕、下利病的病机与预后

原文图解及释义

> 六腑属阳，阳主外，其气行于表　　　五脏属阴，阴主内守，其气行于里

夫六府气绝于外者，手足寒，上气，脚缩；五藏气绝于内者，
利不禁，下甚者，手足不仁。

> 脏腑气衰，外不足行其表，内不能固守封藏

二十五、以脉象辨别下利病情的进退

原文图解及释义

| 痢疾 | 里急后重 | 下利而脉反大为邪气内盛，大则病进 |

下利脉沉弦者，下重；脉大者，为未止，脉微弱数者，为欲自止，虽发热不死。

> 下利邪气渐衰，阳气开始恢复，则脉弱而数，知下利将自止

二十六、辨下利危候之顺逆

原文图解及释义

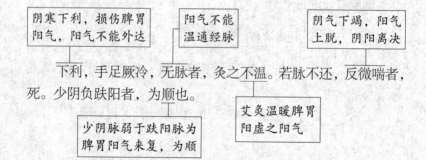

| 阴寒下利，损伤脾胃阳气，阳气不能外达 | 阳气不能温通经脉 | 阴气下竭，阳气上脱，阴阳离决 |

下利，手足厥冷，无脉者，灸之不温。若脉不还，反微喘者，死。少阴负趺阳者，为顺也。

> 艾灸温暖脾胃阳虚之阳气

> 少阴脉弱于趺阳脉为脾胃阳气来复，为顺

二十七、论述下利渐愈之脉症

原文图解及释义

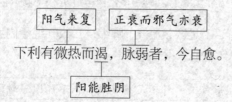

| 阳气来复 | 正衰而邪气亦衰 |

下利有微热而渴，脉弱者，今自愈。

> 阳能胜阴

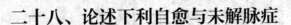

二十八、论述下利自愈与未解脉症

原文图解及释义

> 下利邪退，阳气来复，外达于表，表里俱和

> 下利脉紧为邪气较盛，正气未复

下利脉数，有微热，汗出，今自愈；设脉紧，为未解。

二十九、论述下利发热的两种病情的变化

原文图解及释义

> 阴寒下利，邪去阳复，故脉数、口渴

> 因内热壅盛，热伤胃肠络脉，血不循常道而下血

下利脉数而渴者，今自愈；设不差，必圊脓血，以有热故也。

三十、虚寒下利自愈的病机和脉症

原文图解及释义

> 脉浮弦，阳气虽郁而有向外伸展的征兆

下利脉反弦，发热身汗者，自愈。

三十一、论述下利气的治法

原文图解及释义

> 下利而有矢气，气随利矢，短频不已，故又称气利

> 湿热阻滞气机，气化失常则肠鸣腹胀，小便不利

下利气者，当利其小便。

三十二、论述热利脓血的病机

原文图解及释义

| 此为热利 | 燥伤阴分，营血腐败，故下利脓血 |

下利，寸脉反浮数，尺中自涩者，必圊脓血。

| 热伤阴血，阴血亏损凝涩不畅 |

三十三、论述虚寒下利的治禁

原文图解及释义

| 脾胃阳虚，纵有表证不宜攻表 |

下利清谷，不可攻其表，汗出必胀满。

| 误攻其表，必汗出而阳气益虚，阴寒更甚，以致气机不行，则腹部胀满不舒 |

三十四、论述阴寒下利而虚阳浮越的病机变化

原文图解及释义

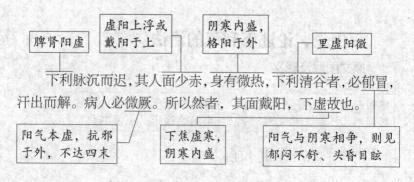

212

三十五、论述虚寒下利而阳微欲绝的转归

原文图解及释义

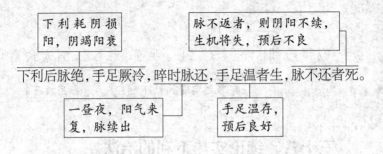

下利耗阴损阳，阴竭阳衰

脉不返者，则阴阳不续，生机将失，预后不良

下利后脉绝，手足厥冷，晬时脉还，手足温者生，脉不还者死。

一昼夜，阳气来复，脉续出

手足温存，预后良好

三十六、论述虚寒下利兼表证的证治

原文图解及释义

脾肾阳虚   风寒外袭

下利，腹胀满，身体疼痛者，先温其里，乃攻其表。温里宜四逆汤，攻表宜桂枝汤。

四逆汤方（见上）

桂枝汤方

桂枝三两（去皮）　芍药三两　甘草二两（炙）　生姜三两　大枣十二枚

上五味，哎咀，以水七升，微火煮取三升，去滓，适寒温服一升，服已，须臾，啜稀粥一升，以助药力，温覆令一时许，遍身漐漐微似有汗者，益佳，不可令如水淋漓。若一服汗出病差，停后服。

三十七、论述下利实证的治法

原文图解及释义

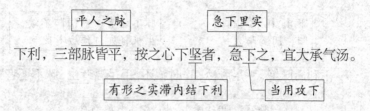

下利，三部脉皆平，按之心下坚者，急下之，宜大承气汤。

三十八、续论实热下利的治法

原文图解及释义

実证

下利，脉迟而滑者，实也，利未欲止，急下之，宜大承气汤。

三十九、再论实热下利的治法

原文图解及释义

| 宿食 | 可用攻下 | 邪实已去 |

下利，脉反滑者，当有所去，下乃愈，宜大承气汤。

四十、下利愈而复发的治疗

原文图解及释义

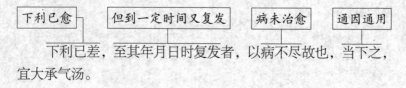

下利已差，至其年月日时复发者，以病不尽故也，当下之，宜大承气汤。

大承气汤方（见痉病中）。

四十一、论述实热躁结下利的证治
原文图解及释义

> 胃肠实热积滞，燥屎内结不去，浊液夹邪，热结旁流

下利谵语者，有燥屎也，小承气汤主之。

小承气汤方

> 轻下热结

大黄四两　厚朴二两（炙）　枳实（大者）三枚（炙）
上三味，以水四升，煮取一升二合，之滓，分温二服（得利则止）。

四十二、论述虚寒下利便脓血的证治
原文图解及释义

> 所下之血色紫暗

下利便脓血者，桃花汤主之。

> 久利不止，因脏气虚寒，气血不固，滑脱不禁而成

桃花汤方

> 温中涩肠以固脱

赤石脂一斤（一半剉，一半筛末）　干姜一两　粳米一升

上三味，以水七升，煮米令熟，去滓，温服七合，内赤石脂末方寸匕，日三服，若一服愈，余勿服。

四十三、论述热利的证治
原文图解及释义

> 湿热下利，湿热郁结于肠，腐灼肠道脉络，故有里急后重，滞下不爽

热利下重者，白头翁汤主之。

<u>白头翁汤方</u>

> 清热燥湿，凉血解毒止痢

白头翁二两　黄连三两　黄柏三两　秦皮三两
上四味，以水七升，煮取二升，去滓，温服一升。不愈，更服。

四十四、论述下利后虚烦的证治
原文图解及释义

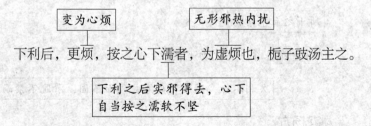

> 变为心烦　　　无形邪热内扰

下利后，更烦，按之心下濡者，为虚烦也，栀子豉汤主之。

> 下利之后实邪得去，心下自当按之濡软不坚

<u>栀子豉汤方</u>

> 透邪泄热，解郁除烦

216

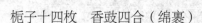

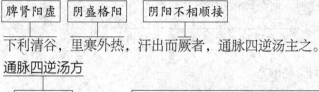

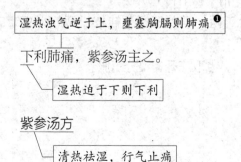

栀子十四枚　香豉四合（绵裹）

上二味，以水四升，先煮栀子，得二升半，内豉，煮取一升半，去滓，分二服，温进一服，得吐则止。

四十五、论述寒厥下利，阴盛格阳的证治

原文图解及释义

| 脾肾阳虚 | 阴盛格阳 | 阴阳不相顺接 |

下利清谷，里寒外热，汗出而厥者，通脉四逆汤主之。

通脉四逆汤方

| 回阳救逆 | | 四逆汤倍干姜，增强温经回阳之力 |

附子（大者）一枚（生用）　干姜三两（强人可四两）　甘草二两（炙）

上三味，以水三升，煮取一升二合，去滓，分温再服。

四十六、下利肺痛变证论治

原文图解及释义

| 湿热浊气逆于上，壅塞胸膈则肺痛 ❶ |

下利肺痛，紫参汤主之。

| 湿热迫于下则下利 |

紫参汤方

| 清热祛湿，行气止痛 |

---

❶　"肺痛"应为"腹痛"。

紫参半斤　甘草三两

上二味，以水五升，先煮紫参，取二升，内甘草，煮取一升半，分温三服（疑非仲景方）。

四十七、论述虚寒性肠滑气利的治法

原文图解及释义

气利，诃梨勒散主之。

> 下利滑脱，大便随矢气而排出

诃梨勒散方

> 敛肺涩肠，止利固脱

诃梨勒十枚（煨）

上一味，为散，粥饮和，顿服（疑非仲景方）。

四十八、附方

《千金翼》小承气汤　治大便不通，哕，数谵语（方见上）。

《外台》黄芩汤　治干呕下利（方见上）。

黄芩三两　人参三两　干姜三两　桂枝一两　大枣十二枚　半夏半升

上六味，以水七升，煮取三升，温分三服。

Part 18

疮痈肠痈浸淫病脉证并治

一、疮痈初起脉症与病机

原文图解及释义

> 浮数脉本主表热证，当见发热

> 热毒壅聚，营卫失和，局部化脓疼痛

诸浮数脉，应当发热，而反洒淅恶寒，若有痛处，当发其痛。

> 属于痈脓

> 形容如冷水洒淋身上一样，感觉寒冷从脊背出发，不能自持

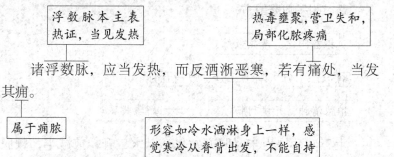

二、辨别痈肿有脓无脓的方法

原文图解及释义

> 如何判断有无脓肿

> 热感明显，毒已聚为有脓

师曰：诸痈肿，欲知有脓无脓，以手掩肿上，热者为有脓，不热者为无脓。

> 无热感者，热毒未聚为无脓

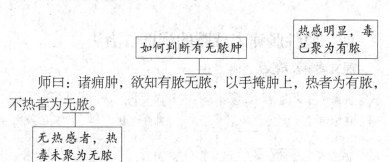

三、肠痈脓已成的辨证与治疗

原文图解及释义

> 血滞于里，干燥于外，肌肤失濡，肌肤甲错

> 气血瘀滞于腹，故腹皮紧张，按之柔软

肠痈之为病，其身甲错，腹皮急，按之濡，如肿状，腹无积聚，身无热，脉数，此为肠内有痈脓，薏苡附子败酱散主之。

> 邪毒化脓，病在局部，故全身无热

> 热毒内结，耗伤气血，正不胜邪，故脉数而动

薏苡附子败酱散方

> 振奋阳气，辛热散结

薏苡仁十分　附子二分　败酱五分

> 排脓消肿，开壅利肠

> 解毒排脓

上三味，杵为末，取方寸匕，以水二升，煎减半，顿服（小便当下）。

> 邪热从小便而出

四、急性肠痈未成脓的辨证与治法

原文图解及释义

> 热毒内聚，营血瘀滞，肠腑气机失调，经脉不通，少腹肿痞，拘急

> 按之如小便淋痛之状

> 病位在肠不在膀胱

肠痈者，少腹肿痞，按之即痛，如淋，小便自调，

时时发热，自汗出，复恶寒。其脉迟紧者，脓未成，可下之，当

| 热毒结聚，正与邪争 | 气血瘀滞，热积血瘀，经脉不畅 | 攻下通腑，荡热逐瘀，消肿排脓 |

有血。脉洪数者，脓已成，不可下也。大黄牡丹汤主之。

| 大便带血，热毒外泄之象 | 病至后期，脉洪数，热毒已聚，脓已成 | 气血已伤，不可攻下，以防脓毒溃散 |

大黄牡丹汤方

| 泄热通腑，化瘀排脓，消肿散结 |

大黄四两　牡丹一两　桃仁五十个　瓜子半升　芒硝三合
上五味，以水六升，煮取一升，去滓，内芒硝，再煎沸，顿服之，
有脓当下；如无脓，当下血。

五、金疮出血的脉症

原文图解及释义

| 浮而无力，主气虚外浮 | 阴血匮乏，不充血脉 | 失血或大汗出 |

问曰：寸口脉浮微而涩，法当亡血，若汗出，设不汗者云何?
答曰：若身有疮，被刀斧所伤，亡血故也。

| 创伤 |

六、金疮治方

原文图解及释义

病金疮，王不留行散主之。

> 被刀斧等金属利器所致的外伤

王不留行散方

> 止血通脉，续断敛伤，疏利血气

王不留行十分（八月八日采）　蒴藋细叶十分（七月七日采）
桑东南根（白皮）十分（三月三日采）　甘草十八分　川椒三分
（除目及闭口者，去汗）　黄芩二分　干姜二分　芍药　厚朴
各二分

上九味，桑根皮以上三味，烧灰存性，勿令灰过，各别杵筛，
合治之为散，服方寸匕。小疮即粉之，大疮但服之，产后亦可服。

> 外敷　　内服

如风寒，桑东根勿取之。前三物皆阴干百日。

七、浸淫疮预后

原文图解及释义

> 从内向外，顺势易治

浸淫疮，从口流向四肢者可治，从四肢流来入口者不可治。

> 从内向外，逆势难治

八、浸淫疮治法

原文图解及释义

湿热火毒所致

浸淫疮，黄连粉主之。

清心泻火，燥湿解毒， 外敷或内服

Part 19

跌蹶手指臂肿转筋阴狐疝蛔虫病脉证治

一、跌蹶病因和证治

原文图解及释义

> 足背僵直，行走不利，只能前行不能后退的疾病

师曰：病跌蹶，其人但能前，不能却，刺腨入二寸，此太阳经伤也。

> 承山穴

二、手指臂肿动证治

原文图解及释义

> 湿胜则肿，风胜则动，说明本证为风痰湿阻于经络

> 关节肿胀并作震颤，全身肌肉抽动

病人常以手指臂肿动，此人身体瞤瞤者，藜芦甘草汤主之。藜芦甘草汤方（未见）。

224

三、转筋证治

原文图解及释义

| 抽筋，四肢筋脉拘挛作痛 |
| 上下肢强直 |
| 脉强直而弦 |

转筋之为病，其人臂脚直，脉上下行，微弦。转筋入腹者，鸡屎白散主之。

| 病邪随足厥阴肝经入腹牵引小腹作痛 |

鸡屎白散方

鸡屎白

| 主转筋，利小便 |

上一味，为散，取方寸匕，以水六合，和，温服。

四、阴狐疝气证治

原文图解及释义

阴狐疝气者，偏有小大，时时上下，蜘蛛散主之。

| 阴囊偏大偏小、时上时下的病证 |

蜘蛛散方

| 辛温通利 | 散肝经寒气 |

蜘蛛十四枚（熬焦）　桂枝半两

| 性时上时下，破结利气 |

上二味为散，取八分一匕，饮和服，日再服。蜜丸亦可。

五、蛔虫腹痛的脉诊

原文图解及释义

> 里寒腹痛应是沉脉

问曰：病腹痛有虫，其脉何以别之？师曰：腹中痛，其脉当沉，若弦，反洪大，故有蛔虫。

> 无热证而脉洪大说明是蛔虫证

六、蛔虫证治

原文图解及释义

> 上腹部疼痛   杀虫药无效

蛔虫之为病，令人吐涎，心痛，发作有时，毒药不止，甘草粉蜜汤主之。

> 呕吐清水

甘草粉蜜汤方

> 安蛔缓痛   米粉

甘草二两　粉一两　蜜四两

上三味，以水三升，先煮甘草，取二升，去滓，内粉、蜜，搅令和，煎如薄粥，温服一升，差即止。

七、蛔厥证治

原文图解及释义

> 蛔动则痛作，静则痛止

> 上腹部的胆道

蛔厥者，当吐蛔，今病者静而复时烦，此为藏寒，蛔上入膈，

> 蛔虫病因腹痛剧烈而致的四肢厥冷

故烦，须臾复止，得食而呕，又烦者，蛔闻食臭出，其人当自吐蛔。

> 胃失和降则呕或吐蛔

蛔厥者，乌梅丸主之。

> 寒温并用，安蛔止痛

乌梅丸方

> 重用乌梅，醋渍，安蛔止痛为君药

乌梅三百个　细辛六两　干姜十两　黄连一斤　当归四两
附子六两（炮）　川椒四两（去汗）　桂枝六两　人参六两　黄柏
六两

上十味，异捣筛，合治之，以苦酒渍乌梅一宿，去核，蒸
之五升米下，饭熟，捣成泥，和药令相得，内臼中，与蜜杵二千
下，丸如梧子大，先食饮服十丸。日三服，稍加至二十丸。禁生
冷滑臭等食。

妇人妊娠病脉证并治

一、论述恶阻轻症的治疗

1. 原文图解及释义

> 育龄期妇女停经之后见平和无病之脉，提示为恶阻轻症

> 唯有尺部略显弱象，乃因阴血渐蓄，归胞养胎，相对不足所致

师曰：妇人得平脉[1]，阴脉[2]小弱，其人渴，不能食，无寒热，

> 不想进食，乃孕后经血不泻，冲气上逆犯胃所致

> 没有发热恶寒等外感之症

名妊娠，桂枝汤主之（方见利中）。

> 这是怀孕后阴阳失调所致

> 治疗用桂枝汤调阴阳，和脾胃，平冲降逆

于法六十日当有此证，设有医治逆[3]者，

> 恶阻，即早孕反应，一般在2个月左右出现，轻度早孕反应适当调护便可逐渐消失

> 假设有医生把早孕反应当做其他疾病误治

却一月，加吐下者，则绝之。

| 又一个月，即第3个。 | 因误诊而给予吐、下的方法 | 若误下损伤了胎元，有可能导致流产 |

2. 名词解释

[1] 平脉：平和无病之脉。

[2] 阴脉：指尺脉。

[3] 治逆：误治。

3. 解疑

"则绝之"：历代医家对此有不同认识。

（1）断绝病根。如徐忠可。

（2）绝其医药，采取饮食消息止之。如魏念庭。

（3）断绝其妊娠。如唐容川。

4. 拓展

恶阻即早期妊娠反应。

二、论述妊娠与癥病的鉴别及癥病漏下的治疗

1. 原文图解及释义

| 停经不到3个月 | 又见到阴道下血，淋沥不断 |

妇人宿有癥病[1]，经断未及三月，而得漏下不止，胎动在脐上者，为癥痼害。

| 这是癥积所致，不是真正的胎动 |

如果怀孕六个月感 | 停经前3个
觉有胎动 | 月月经正常 | 这属于胎孕

妊娠六月动者，前三月经水利时，胎也。

| 前面3个月经水异常，后面3个月
漏下不止者 | 又经停不行（胞宫亦未按月份增大）

下血者，后断三月，衃[2]也。所以血不止者，其癥不去故也。

这是癥病所致 | 漏下不止的原因是瘀血内阻，血不归经

当下其癥，桂枝茯苓丸主之。

治疗应当消癥化瘀，方用桂枝茯苓丸

桂枝茯苓丸方

具有化瘀消癥之效 | 活血化瘀 | 助桂枝通调血脉

桂枝　茯苓　牡丹（去心）　桃仁（去皮尖，熬）　芍药
各等分

辛温，温通经 | 血瘀气滞，导致水湿停
脉，为君药 | 聚，以此药淡渗利水

上五味，末之，炼蜜和丸，如兔屎大，每日食前服一丸。不知[3]，
加至三丸。

炼蜜为丸，缓 | 用药量小，提示本方有化瘀消癥
消癥积 | 之效，而治疗漏下不止时，用量
　　　　　| 宜小，以免量大力猛，造成崩中

2. 名词解释

[1] 癥病：腹内有瘀阻积聚形成包块的疾病。

[2]衃(pēi)：指颜色紫暗的瘀血，此为与"癥病"的互辞。

[3] 不知：没有效果。

3. 解疑

历代医家多从癥胎互见释义，即患者既宿有癥病，又兼受孕，并因癥病之故而致孕后下血不止，治疗当以"有故无殒"为原则，用桂枝茯苓丸消癥化瘀，瘀去则血止。然从临床实际而言，癥病又怀孕者少见，故本条解释为胎、癥的鉴别和癥病的治疗，既符合文义，又切合临床。

4. 拓展

治疗癥瘕估计医用丸剂缓消，乃因癥积为有形痼疾，非短期能除，若用汤剂，恐药力太急，久服伤正。又虑汤剂服之不便难以坚持。

三、论述妊娠阳虚寒盛腹痛的证治

1. 原文图解及释义

| 当弦而无力，乃虚寒之征，阳虚阴盛，寒凝气滞所致 | 虚阳外浮的假热 | 阳虚阴盛，寒凝气滞 |

妇人怀娠六七月，脉弦发热，其胎愈胀，腹痛恶寒者，少腹如扇，所以然者，子藏开故也，当以附子汤温其藏（方未见）。

| 肾阳虚不能温煦，胞宫失于温摄 | 这些皆是胞宫寒冷引起的 | 温阳散寒，暖宫安胎 |

2. 解疑

妊娠期附子应用要点。

（1）妊娠期应当慎用附子，因其辛热有毒，有耗损胎元之可能，故被后世医家列为妊娠忌药。

（2）张仲景将其用于妊娠期阳虚阴盛所致之腹痛，乃综《素问》"有故无殒"之意，但应用时当注意：中晚期妊娠（孕6～7月后）方可使用，此时胎元已固，附子对其不良影响相对较小。

四、论述妇人冲任脉虚三种下血的证治

1. 原文图解及释义

师曰：妇人有漏下者，有半产后因续下血都不绝者，有妊娠下血者。

> 冲任亏虚，不能固摄，胎失所养，则腹痛、下血

> 妊娠时因阴血下漏，不能入胞养胎，而"阻其化育"，故称"胞阻"

假令妊娠腹中痛，为胞阻，胶艾汤主之。

> 本方为补血之祖方，具有养血止血、固经安胎、调补冲任之效

芎归胶艾汤方（一方加干姜一两，胡洽治妇人胞动无干姜）

> 与当归、芍药、地黄合为四物汤，补血和血　　补血止血　　调和诸药　　温经止血

芎劳二两　　阿胶二两　　甘草二两　　艾叶三两　　当归三两
芍药四两　　干地黄四两

> 助行药力

上七味，以水五升，清酒三升，合煮，取三升，去滓，内胶，令消尽，温服一升，日三服。不差，更作。

2. 临床应用

芎归胶艾汤减阿胶、艾叶、甘草即《太平惠民和剂局方》中的四物汤，故被后世视为补血剂之祖方。芎归胶艾汤治疗冲任虚损、血虚兼寒之下血，若纯属血分有热，或癥瘤为害导致下血则非本方所宜，因方中一派辛温之品，兼以辛温行气血之清酒同煮，用之恐加重病情。

妊娠期、哺乳期不宜使用酒类，但张仲景在治疗妊娠病所用当归芍药散、胶艾汤、当归散、白术散皆用酒服，观其脉证，均有寒证，用酒可散寒，并助行药力。

五、论述妊娠肝脾失调腹痛的证治

1. 原文图解及释义

以方测证，乃妊娠时血聚胞宫养胎，肝血相对不足，肝失调畅则气郁血滞，木郁克土，脾虚失运，水湿内盛，气郁血滞湿阻则腹中痛

妇人怀妊，腹中疗痛[1]，当归芍药散主之。

此方有养血调肝，健脾渗湿之效

当归芍药散方

助芍药补养肝血　　敛肝、和营、止痛

当归三两　芍药一斤

芎劳半斤（一作三两）　茯苓四两　白术四两　泽泻半斤

行血中之气，助调肝和血　　茯苓、白术合用以健脾祛湿　　渗利湿浊

上六味，杵为散，取方寸匕，酒和，日三服。

2. 名词解释

[1] 疠痛：① jiǎo，腹中急痛。② xiù，绵绵而痛，喜温喜按。

3. 解疑

腹中疠痛：此处谓腹中拘急、绵绵作痛，或腹中绞痛，历代医家有不同看法。临床中不必拘泥何种痛法，只要辨证为肝血不足，脾虚湿盛者皆可使用。

4. 拓展

当归芍药散组方特点及应用要点。

（1）本方既能养血调肝，又能健脾渗湿，体现了肝脾同调、血水同治的特点。

（2）临床表现除主症腹痛外，还需包括2大方面。①肝血虚少的表现：面唇少华、头晕、目眩、爪甲不荣、月经量少、色淡甚至闭经等。②脾虚湿阻：纳少体倦、白带量多、面浮或下肢微肿、小便不利、大便溏或泄泻等。同时可见舌淡苔白腻或薄腻，脉弦细。

（3）使用本方治疗妊娠病时，方中川芎用量宜小，因其辛温走窜，为血中气药，易扰动胎气。

六、论述恶阻重症的证治

1. 原文图解及释义

妊娠呕吐不止，干姜人参半夏丸主之。

干姜人参半夏丸方

> 具有温中散寒、化饮降逆之效

干姜　人参各一两　半夏二两

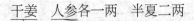

辛温，温中散寒

扶正补虚，益气固胎

上三味，末之，以生姜汁糊为丸，如梧子大，饮服十丸，日三服。

①与半夏合用，增强涤饮降逆之效。②便于受纳

制成丸剂便于储存，可慢慢服用，适合此呕吐时间较长的孕妇

2. 拓展

以方测证，本证除呕吐外，呕吐物多为清水或涎沫，伴口淡不渴，或渴喜热饮，纳少，头眩心悸，倦怠嗜卧，舌淡苔白滑，脉弦或细滑等。

3. 临床应用

半夏临床使用注意：①使用制半夏；②要与人参/党参、白术、甘草、生姜等同用。

七、论述妊娠血虚热郁小便难的证治

原文图解及释义

以方测证，此乃因妊娠血虚热郁，通调失职，兼膀胱湿热蕴结，导致小便不利

妊娠小便难，饮食如故，当归贝母苦参丸主之。

病不在中焦而在下焦，故中焦脾胃功能正常

此方具有养血开郁，清热除湿之效，血得濡养，热郁得开，湿热得除，水道通调，则小便自能畅利

加滑石以加强清热渗湿利窍之功。也强调虽同属一病，但妊娠妇女与男子用药当有别的治疗思想

当归贝母苦参丸方（男子加滑石半两）

此为提壶揭盖法，肺为水之上源，且与大肠相表里，用贝母宣肺气，肺气得宣，小便得利。也体现"下病上取"的治疗思想

当归　贝母　苦参各四两

养血润燥　　　　清热燥湿通淋

上三味，末之，炼蜜丸如小豆大，饮服三丸，加至十丸。

八、论述妊娠水气的证治

1. 原文图解及释义

水湿壅盛　　　膀胱气化受阻　　　水气阻遏卫阳

妊娠有水气，身重，小便不利，洒淅恶寒，起即头眩，葵子茯苓散主之。

具有利水通阳之效，阳气宣通，气化复常

水湿内阻，清阳不升

葵子茯苓散方

葵子一斤　　　　茯苓三两

又名冬葵子，具利水通淋之效

淡渗利水，与冬葵子合用，具利水通窍，渗湿通阳之效

冬葵子性滑利，被后世列为妊娠慎用药，此处用之，乃"有病则病当之"之意，但用时仍需谨慎，服药量不可太大，每次只服方寸匕，约1克

上二味，杵为散，饮服方寸匕，日三服。小便利则愈。

小便通利，水湿下走，则阳气宣通，气化复常

2.临床应用

葵子应用注意：①服药量不可太大，原方虽用1斤，但每次只服方寸匕，用量并不大；②不可久服，小便通利则停服，以免造成滑胎。③妊娠晚期方可使用，但若孕妇素体虚弱或有滑胎史，则不宜使用本方。

九、论述血虚湿热胎动不安的治法

1. 原文图解及释义

妇人妊娠，宜常服当归散主之。

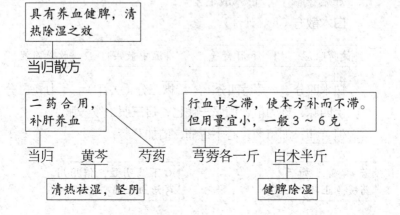

具有养血健脾，清热除湿之效

当归散方

二药合用，补肝养血

行血中之滞，使本方补而不滞。但用量宜小，一般3～6克

当归　黄芩　芍药　　芎䓖各一斤　白术半斤

清热祛湿，坚阴　　　　健脾除湿

上五味，杵为散，酒饮服方寸匕，日再服。妊娠常服即易产，胎无疾苦。产后百病悉主之。

> 虽然后世因此方把白术、黄芩视为安胎圣药，但亦仅适宜于脾虚失运、湿热内蕴而致胎动不安者，并非安胎通用之品。亦非产后概用

2. 临床应用

当归散主治肝血不足，脾虚不运而致血虚湿热，胞胎失养，临床当见胎动不安，或素有流产史，身体偏瘦，神疲体倦，口干口苦，纳少，大便或结或溏，舌尖微红或苔薄黄腻，脉细滑。

十、论述脾虚寒湿的养胎方法

1. 原文图解及释义

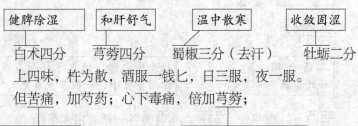

> 白术散只适用于脾虚寒湿中阻而致胎动不安者，通过治病而达养胎之效，非所有妊娠之人皆需服药安胎

> 具有温中健脾，除湿安胎之效

妊娠养胎[1]，白术散主之。
白术散方（见《外台》）

| 健脾除湿 | 和肝舒气 | 温中散寒 | 收敛固涩 |

白术四分　　芎䓖四分　　蜀椒三分（去汗）　　牡蛎二分
上四味，杵为散，酒服一钱匕，日三服，夜一服。
但苦痛，加芍药；心下毒痛，倍加芎䓖；

> 若疼痛，加芍药缓急止痛

> 心下痛明显，倍用川芎活血止痛

心烦吐痛, 不能食饮, 加细辛一两、半夏大者二十枚。服之后, 更以醋浆水服之。

> 若有痰饮在胸膈, 气机不畅致心烦吐痛, 不能食饮, 加细辛、半夏温化痰饮。并服浆水调中

若呕, 以醋浆水服之; 复不解者, 小麦汁服之;

> 若呕者, 用醋浆水服药和中

> 若呕不解, 即呕不止者, 再以小麦汁健脾和胃

已后渴者, 大麦粥服之。病虽愈, 服之勿置。

> 若呕止而口渴者, 服用大麦粥生津液

> 大麦粥调中健脾, 可时常服用

2. 名词解释

[1]养胎: 若孕妇素体健康, 则无需服药养胎。若禀赋薄弱, 屡为半产或漏下, 或胎动不安, 或漏红, 则需积极治疗。也称为"安胎"。

十一、论述妊娠伤胎的证治

1. 原文图解及释义

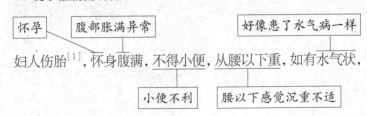

怀孕七个月	若心火亢盛，火乘肺金，致肺失清肃，治节失职，不能正常敷布气血津液，致使胞胎失养。且气滞水停，见上述小便不利、胀满不适等症

怀身七月，太阴当养不养，此心气实[2]，当刺泻劳宫及关元。

按逐月分经养胎之说，"妊娠七月，手太阴脉养之"	劳宫为手厥阴心包经荥穴，刺之可清泻心火	关元为小肠募穴，刺之能利小便，导心火下行

小便微利则愈（见《玉函》）。

针刺后心火得泻，则肺气清肃，治节复常，则小便复利，诸症自愈，胎亦得养

2. 名词解释

[1] 伤胎：指因脏腑功能失调，胎失所养而引起的证候。

[2] 心气实：气有余便是火，此指心火亢盛。

3. 临床应用

针刺劳宫、关元二穴一般孕妇不可轻用，恐有落胎之险。仲景以此治疗伤胎，乃综"有故无殒"原则、急则治标之意。

Part 21

妇人产后病脉证治

一、论产后三病的形成机理

1. 原文图解及释义

> 痉病、郁冒、大便难是妇人产后容易发生的三种病症，皆由产后亡血伤津、气血不足所致

问曰: 新产妇人有三病, 一者病痉, 二者病郁冒, 三者大便难, 何谓也?

> 妇人因生产而失血, 故产后血虚筋脉失润

> 气随血耗, 腠理不固, 则汗出, 且易感受风邪, 化燥伤津, 而致筋脉失去濡润, 拘急成痉

师曰: 新产血虚, 多出汗, 喜中风, 故令病痉[1]; 亡血复汗, 寒多, 故令郁冒[2]; 亡津液, 胃燥, 故大便难。

> 产时出血,气随血耗,腠理不固,致产后易汗出。汗出伤津亦伤阳, 寒邪趁虚侵袭, 郁闭于里, 阳气不能伸展外达, 反逆而上冲, 蒙蔽清窍

> 产后因失血过多, 津液耗损, 胃燥内生, 肠道失润

241

2. 名词解释

[1] 痉：筋脉挛急抽搐，甚则角弓反张、口噤不开。

[2] 郁冒：头晕眼花，郁闷不舒。

3. 解疑

郁冒与产后血晕鉴别：产后血晕以突然发作的头晕眼花、不能坐起、甚则昏厥不省人事为特点，若抢救不及时可导致死亡。一般发生在产后数小时。

二、论产后郁冒、便坚的脉因证治

1. 原文图解及释义

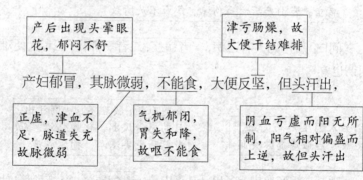

以<u>血虚下厥</u>，孤阳上出，故头汗出。

> 因生产出血致阴血虚于下，不达四末而厥。阳气相对偏盛而上逆，在上的虚阳迫津外出则但见头部汗出

> 产后多汗出

所以产妇喜汗出者，亡阴血虚，阳气独盛，故当<u>汗出，阴阳乃复</u>。

> 因此，通过全身微微汗出可衰减其相对偏盛之阳，从而达到阴阳协调的相对平衡状态

> 血虚津亏，肠燥失润，故大便难

大便坚，<u>呕不能食</u>，<u>小柴胡汤</u>主之。

> 阴亏阳盛上逆，胃气失和而喜呕，难以进食

> 诸症乃由阴阳失调所致，以小柴胡汤和利枢机，调和阴阳，则诸症自愈

2. 名词解释

［1］冒家：经常郁冒的人。

3. 临床应用

产妇若见身体津津汗出，是机体阴阳和调的生理现象。反之，若仅见局部汗出，则多属病兆。

三、论郁冒解后转为胃实的证治

原文图解及释义

> 郁冒本呕不能食，服小柴胡汤后能食，提示病解，胃气调和

> 若七八日后又出现发热，提示未尽的余邪与胃中食滞相结，此证已转为胃实证

病解能食，七八日更发热者，此为胃实，大承气汤主之。

> 因为阳明胃实证，故治疗用大承气汤攻下、逐邪去实

四、论产后血虚里寒的腹痛证治

1. 原文图解及释义

> 以方测证，此乃血虚夹寒之腹痛，具有绵绵作痛、喜温喜按的特点

> 用此方补虚养血、温中散寒止痛之效

产后腹中疗痛，当归生姜羊肉汤主之；并治腹中寒疝，虚劳不足。

> 只要是血虚里寒证，可异病同治，故本方也可用来治疗血虚里寒所致寒疝

2. 临床应用

当归生姜羊肉汤作为膳食疗法的祖方之一，除用于产后血虚里寒之腹痛、血虚寒疝外，还常用于阳虚血寒之痛经、月经后期量少、不孕症和阳虚有寒的脘腹疼痛。另外还可作为阳虚有寒之人的食疗方。

五、论产后气血瘀滞腹痛证治

原文图解及释义

产后出现腹痛，以方测证，此乃产后气血瘀滞所致腹痛
腹胀满而心烦不得安卧，且气滞重于血

产后腹痛，烦满不得卧，枳实芍药散主之。

满痛俱见，病势较剧，故不得安卧

行气散结，和血止痛

枳实芍药散方

理气散结，炒黑入血分，能行血中之气

和血止痛

枳实（烧令黑，勿太过）　芍药等分
上二味，杵为散，服方寸匕，日三服，并主痈脓，以麦粥下之。

也可治疗痈脓

大麦粥和胃安中

六、论述产后瘀血内结腹痛的证治

1. 原文图解及释义

若是像上条气血瘀滞，且气
滞甚于血瘀而致腹痛，应
当一样用枳实芍药散治疗

如果用枳实芍药散不能缓解，那
是因为病情较重，产后恶露不
尽，瘀血内停，凝结于胞宫所致

师曰：产妇腹痛，法当以枳实芍药散，假令不愈者，此为
腹中有干血[1]着脐下，宜下瘀血汤主之；亦主经水不利。

此时应当用下瘀
血汤治疗

下瘀血汤还可用来治疗瘀血
内结所致的月经不调

下瘀血汤方

具有破血逐瘀之效，且破血之力颇猛

大黄二两　桃仁二十枚　蟅虫二十枚（熬，去足）

荡逐瘀血　　活血化瘀　　逐瘀破结

上三味，末之，炼蜜和为四丸，以酒一升，煎一丸，取八合，顿服之，新血[1]下如豚肝。

提示经治疗后瘀血下行　　炼蜜为丸以缓其药性，不使骤发　　引药入血

2. 名词解释

［1］干血：瘀血。

［2］新血：新下之瘀血。

七、论产后瘀血内阻兼里实的证治

1. 原文图解及释义

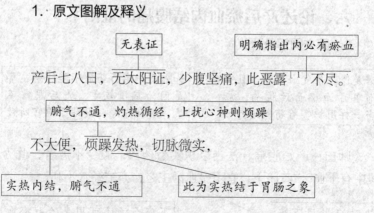

无表证　　　明确指出内必有瘀血

产后七八日，无太阳证，少腹坚痛，此恶露[1]不尽。

腑气不通，灼热循经，上扰心神则烦躁

不大便，烦躁发热，切脉微实，

实热内结，腑气不通　　　此为实热结于胃肠之象

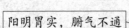

| 阳明胃实，腑气不通 | | 进食更增邪热，热扰心神 |

再倍发热，日晡时烦躁者，不食，食则谵语，至夜即愈，宜大承气汤主之。

| 瘀血与实热内结，以湿热为急为重，故用大承气汤泄热通便，以使瘀血随热而去，一举两得 | 阳明经气旺于申酉即日晡之时，故日晡邪正相争剧烈，烦躁甚 | 至夜阳明经气衰，热轻症减 |

热在里，结在膀胱[2]也。

| 邪热结于阳明 | 瘀血阻于胞宫 |

2. 名词解释

[1]恶露：分娩后阴道流出的余血浊液。

[2]膀胱：这里泛指下焦。

八、论产后中风持续不愈的证治

1. 原文图解及释义

| 产后中风持续十余日不愈 | 次症，邪有入里之势 |

产后风，续之数十日不解，头微痛，恶寒，时时有热，心下闷，干呕汗出。

虽久，阳旦证[1]续在耳，可与阳旦汤。

| 病程迁延数十日不解，虽久，但发热恶寒、头痛、汗出等中风表虚证仍在，有是证用是方❶，仍可予桂枝汤 |

---

❶ 指有这个证就可以用这方。

2. 名词解释

[1] 阳旦证：成无己言："阳旦，桂枝之别名也"。故阳旦证即桂枝汤证，亦即太阳中风表证。

九、论产后中风兼阳虚的证治

1. 原文图解及释义

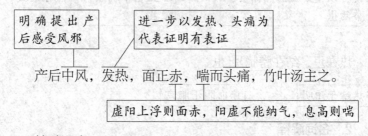

产后中风，发热，面正赤，喘而头痛，竹叶汤主之。

竹叶汤方

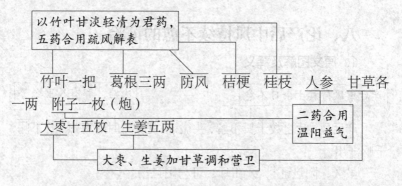

上十味，以水一斗，煮取二升半，分温三服，温覆使汗出。

> 本方解表药用药轻清，作用较弱，故温覆增强发汗祛邪之效，使邪气可以除尽

> 阳虚风邪易侵，经脉不利则颈项不舒，若甚之，加大附子用量扶阳祛风

颈项强，用大附子一枚，破之如豆大，煎药扬去沫。呕者，加半夏半升洗。

> 若伴胃气不和呕吐，加用半夏与方中生姜合为治呕祖方——"小半夏汤"降逆止呕

2. 解疑

面正赤、喘：《伤寒论》第 48 条有言"面色缘缘正赤"，乃太阳病未解，并传阳明时出现的病色，故而有人云此为邪实的表现，当以方测证，此处当不是邪实。此条所言"面正赤"不是满面通红，而是两颧浮红呈嫩红色，且游离不定。

3. 拓展

方后"呕者，加半夏半升洗"乃示人以"因人制宜""随症加减"的治则。

十、论述产后虚热烦呕的证治

1. 原文图解及释义

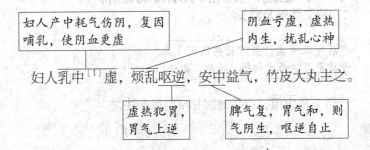

> 妇人产中耗气伤阴，复因哺乳，使阴血更虚

> 阴血亏虚，虚热内生，扰乱心神

妇人乳中[1]虚，烦乱呕逆，安中益气，竹皮大丸主之。

> 虚热犯胃，胃气上逆

> 脾气复，胃气和，则气阴生，呕逆自止

竹皮大丸方

具有清热降逆，安中益气之效

清热降逆止呕

生竹茹二分　石膏二分　桂枝一分　甘草七分　白薇一分

增强甘草扶阳建中补虚之效，因量小而无助热之虑

甘草合枣肉补脾和胃，益气养阴。甘草于方中用药量最大，体现本方"安中益气"之意

上五味，末之，枣肉和丸，弹子大，以饮服一丸，日三夜二服。

枣肉能助甘草之效，同时调和口感。丸剂使产妇便于服用

有热者，倍白薇，烦喘者，加柏实一分。

若虚热重者，加大白薇用量增强清虚热之力

若虚热烦喘重，则加柏子仁宁心除烦、润肺平喘

2. 名词解释

［1］乳中：指产后哺乳之中，即产后。

十一、论述产后热利伤阴的证治
1. 原文图解及释义

产后气血亏虚，兼下利伤阴则气血亏虚更甚，两虚相得，故称"虚极"

产后下利虚极，白头翁加甘草阿胶汤主之。

白头翁加甘草阿胶汤方

本方既能清热燥湿止痢，又兼滋阴养血，补虚建中，攻邪不伤正，扶正不恋邪，为治疗产后热利下重或热利伤阴的特效名方

此为白头翁汤，诸药苦寒，具清热燥湿止痢之效

白头翁　甘草　阿胶各二两　秦皮　黄连　柏皮各三两

阿胶养血育阴，补产后下利所伤之阴。甘草补虚和中，且能缓解白头翁汤苦寒化燥伤阴之弊

上六味，以水七升，煮取二升半，内胶，令消尽，分温三服。

2. 临床应用

此方临床应用以发热腹痛、里急后重，下利脓血黏液，口干喜饮，脉细数或虚数为辨证要点。

Part 22

妇人杂病脉证并治

一、论述热入血室的证治

1. 原文图解及释义

> 妇人患太阳中风证，经过七八日应已无发热恶寒，今仍发热恶寒，且发作有时

妇人中风，七八日续来寒热，发作有时，经水适断，此为热入血室[1]。

> 经询问后知其发热恶寒之前，适值经期，经行中断，这是邪热趁经行之时，血室空虚而侵入血室，称为"热入血室"

> 血室内属肝，肝胆互为表里，邪热乘虚侵入血室，热与血结于血室，则少阳枢机不利，邪正相争于表里，故寒热如疟，发作有时

> 治用小柴胡汤和解少阳

其血必结，故使如疟状，发作有时，小柴胡汤主之。

2. 名词解释

[1] 热入血室：血室，狭义指子宫，广义包括子宫、肝、冲任二脉。此指妇女在月经期间感受外邪，邪热与血搏结于血室而出现的病证。

二、续论热入血室的证候和治禁

原文图解及释义

> 妇人患伤寒发热，适值经期，经水正常

妇人伤寒发热，经水适来，昼日明了，暮则谵语，如见鬼状者，此为热入血室，治之无犯胃气及上二焦，必自愈。

> 此为热入血室，治疗不用苦寒攻下法伤胃，亦不用汗法损伤上焦清气，只需清血室之热，则疾病自愈

三、论述热入血室病情较重证治

1. 原文图解及释义

> 妇人患太阳中风，出现发热恶寒，适值经期

> 经过七八日以后，热除身凉，脉象和缓，提示表热已除

妇人中风，发热恶寒，经水适来，得七八日，热除脉迟，身凉和，

> 表热虽除，但患者胸胁满闷如结胸证一样，此乃热入血室，瘀热结于血室所致。血室属肝，肝经络胁，经脉不利则胸胁满

胸胁满，如结胸状，谵语者，此为热入血室也。当刺期门[1]，随其实而取之。

> 血热上扰心神则谵语

> 此为热入血室，致所属肝经经脉不利，故治以针刺肝经募穴——期门穴，泻其实而清瘀热

2．名词解释

［1］期门：穴位名，为足厥阴肝经募穴，位于乳头下第六肋间隙，正中线旁开4寸处。

四、论述阳明病热入血室的证治

原文图解及释义

> 阳明病虽不值经期，但阳明邪热太甚，仍可迫入血室而出现下血之症。邪热上扰心神则谵语

阳明病，下血谵语者，此为热入血室，但头汗出，

> 治疗仍刺期门而泄其热，热去阴阳和，周身微汗出则愈

当刺期门，随其实而泻之。濈然汗出者愈。

五、论述咽中痰凝气滞证治

1．原文图解及释义

> 妇人咽中如有物梗塞，乃因七情郁结，气机不畅，气滞痰凝，上逆于咽喉之间所致

妇人咽中如有炙脔[1]，半夏厚朴汤主之。

> 治疗当用半夏厚朴汤解郁化痰，顺气降逆

半夏厚朴汤方

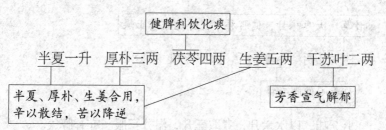

上五味，以水七升，煮取四升，分温四服，日三夜一服。

2. 名词解释

[1] 炙脔：肉切成块即脔。炙脔为烤肉之意。

3. 拓展

妇人自觉咽中有物梗阻，咯之不出，吞之不下，饮食吞咽一般无碍，多由情志不畅，气郁生痰，痰气交阻，上逆于咽喉之间而成，还可伴有胸闷叹息等症，后世俗称"梅核气"。此病亦可见于男子。

六、论述脏躁证治

1. 原文图解及释义

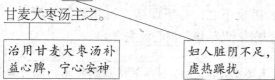

甘麦大枣汤方

甘草、大枣味甘，健脾补中，并能缓急止燥

甘草三两　小麦一斤　大枣十枚

养心健脾安神

上三味，以水六升，煮取三升，温分三服。亦补脾气。

甘麦大枣汤亦有健脾之效，可治疗脾虚之证

2. 名词解释

[1] 藏躁：即脏躁。藏同"脏"。

3. 拓展

五脏的脏阴不足，虚热躁扰，因此称为"脏躁"。一般表现为精神失常，无故悲伤欲哭，频作欠伸，神疲乏力，常伴有心烦失眠、情绪易于波动等。本病初起多由情志不舒或思虑过度，肝郁化火，久则伤阴耗液，心脾两虚所致。

七、论述上焦寒饮误下成痞的先后治法

原文图解及释义

提示上焦有寒饮，当温化寒饮，反用下法则伤其中阳，遂成心下痞

妇人吐涎沫，医反下之，心下即痞，当先治其吐涎沫，小青龙汤主之。涎沫止，乃治痞，泻心汤主之。

虽经误下，但吐涎沫之症仍在，说明上焦寒饮仍在，治疗当用小青龙汤温散上焦寒饮

吐涎沫症状停止，说明上焦寒饮消除，再用泻心汤治痞

八、论述妇人杂病总纲（成因、证候及诊治要领）

原文图解及释义

> 妇科杂病，包括妊娠、产后，以及经、带和前阴疾患

> 指气血虚少，气虚不能资生血液、推动血行、统摄血脉，血少则冲任不足，血海空虚，导致月经量少、月经后期，甚则闭经。气虚失于固摄，可引起崩漏等

妇人之病，因虚、积冷、结气，为诸经水断绝。

> 指寒冷久积。阳气亏虚，阴寒内生，或妇人经期、产后血室大开，易感外寒。阴寒凝结不散致气滞血瘀，导致痛经、月经量少、月经后期、闭经等

> 指情志刺激导致的气机郁结，可引起痛经、月经后期、癥块等

> 前三者导致月经失调，甚则闭经

至有历年，血寒积结，胞门寒伤，经络凝坚。

> 此句补充上句，指出以上过程并非一朝一夕形成，往往迁延日久，经年不愈，寒凝血瘀积于胞宫，经络瘀滞，最后发展至"经水断绝"

在上呕吐涎唾，久成肺痈，形体损分。

> 在上焦则影响及肺，寒饮伤肺，气不布津则咳吐涎沫。若肺素蕴热，寒从热化，或日久寒郁化热，热灼肺络则发为肺痈，致形体消瘦

257

在中盘结，绕脐寒疝；

> 在中焦则影响及肝脾。若平素中焦虚寒则邪从寒化，盘踞于中，发为寒疝绕脐疼痛

或两胁疼痛，与藏相连；

> 或者寒滞肝经，经脉失和，则两胁疼痛，并出现与肝脾脏相关的腹痛

> 若素体阳热偏盛，则邪从热化，气结血瘀化热，留结于腹，则脐下关元处疼痛

> 热则脉数。瘀热阻遏，新血不生，肌肤失养，肌肤虽无疮痛，却粗糙如鱼鳞

或结热中，痛在关元，脉数无疮，肌若鱼鳞，时着男子，非止女身。

> 在下焦的病变以月经病变为主

> 以上病变也可见于男子，不独见于女子

在下未多，经候不匀，令阴掣痛，少腹恶寒；或引腰脊，下根气街，气冲急痛，膝胫疼烦。

> 经行之时，若冲任虚寒或寒袭胞宫，可出现经行阴部牵掣痛，或伴少腹恶寒

> 若寒从脐下气街穴处上冲，牵引腰脊作痛。若肾虚冲任不足，并觉膝胫酸软疼痛

奄忽眩冒，状如厥癫；或有忧惨，悲伤多嗔，此皆带下，非有鬼神。

> 以上诸证，都是妇科疾病，并非鬼神作祟

> 若七情失调，气机逆乱，则可突然出现头晕目眩，如同厥证、癫痫一样，或无故忧伤、易怒

久则羸瘦，脉虚多寒。三十六病，千变万端；审脉阴阳，虚实紧弦；

| 疾病日久不愈，形体虚损羸瘦、脉虚、沉寒痼冷内结 | 用"三十六病"表示妇人杂病复杂多变，错综复杂，临证时应审脉之阴阳，证之虚实寒热，给予相应治疗 |

行其针药，治危得安；其虽同病，脉各异源；子当辨记，勿谓不然。

| 或予针灸，或予方药，使转危为安 | 对于同病异脉的，需辨明疾病的根源，以免贻误病情，切记 |

九、论述冲任虚寒兼有瘀血所致崩漏证治

1.原文图解及释义

| 妇人五十岁时气血已衰，冲任不充，月经当止 | 月经当止却见下血数十日不止，此为崩漏 |

问曰：妇人年五十，病下利[1]数十日不止，暮即发热，

冲任本虚加漏血，阴气再伤，阴虚生内热，故暮即发热、手掌烦热

少腹里急，腹满，手掌烦热，唇口干燥，何也？师曰：

| 冲任虚寒，少腹失温，寒凝气滞血瘀，故少腹里急、腹满 | 瘀血不去则新血不生，津液不能上润口唇 |

此病属带下[2]。

这是带下病

何以故？曾经半产，瘀血在少腹不去，何以知之？

> 这是如何形成的？这是因为曾经半产，瘀血未排干净，留滞于胞宫所致。从哪里可以推测出来

其证唇口干燥，故知之。当以温经汤主之。

> 从口唇干燥可以判断体内有瘀血

> 治疗当用温经汤温养气血，活血祛瘀，兼滋阴清热

温经汤方

> 吴茱萸与桂枝、生姜温经散寒暖宫，并能通利血脉

> 人参、甘草、半夏补中益气，降逆和胃

吴茱萸三两　当归二两　芎劳二两　芍药二两　人参二两
桂枝二两　阿胶二两

> 阿胶、当归、川芎、芍药、牡丹皮滋阴养血，活血祛瘀

> 麦冬养阴润燥，清虚热

生姜二两　牡丹皮二两（去心）　甘草二两　半夏半斤　麦门冬一升（去心）

上十二味，以水一斗，煮取三升，分温三服，

亦主妇人少腹寒，久不受胎，

> 只要辨证属冲任虚寒夹瘀所致，少妇寒冷、不孕、月经后期者均可使用本方

兼取崩中去血，或月水来过多，及至期不来。

> 崩漏或月经过多若属冲任虚寒夹瘀所致者亦可使用本方。但因本方活血化瘀药较多，需辨证准确方可使用

2. 名词解释

[1] 下利：当为下血。

[2] 带下：此指带下病，即妇科疾病。

3. 临床应用

本方亦可治疗冲任虚寒夹瘀所致少腹寒冷，久不受孕，或月经失调。

十、论治瘀血致月经不利的证治

1. 原文图解及释义

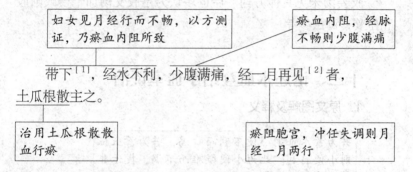

妇女见月经行而不畅，以方测证，乃瘀血内阻所致

瘀血内阻，经脉不畅则少腹满痛

带下[1]，经水不利，少腹满痛，经一月再见[2]者，土瓜根散主之。

治用土瓜根散散血行瘀

瘀阻胞宫，冲任失调则月经一月两行

土瓜根散方（阴㿗肿亦主之）

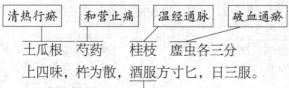

清热行瘀　和营止痛　温经通脉　破血通瘀

土瓜根　芍药　　桂枝　䗪虫各三分

上四味，杵为散，酒服方寸匕，日三服。

加强活血通经之效

2. 名词解释

[1] 带下：带下病，即妇科疾病。

[2] 经一月再见：月经一月两行。

3. 拓展

此证月经不利表现为月经量少，色暗，有血块，舌质紫暗，脉涩。

十一、论述妇人陷经证治

1. 原文图解及释义

> 妇人见漏下不止，血色暗黑，以方测证，乃冲任虚寒，不能摄血，经血下陷所致

> 治疗用胶姜汤温中散寒，固经止血

妇人陷经[1]，漏下黑不解，胶姜汤主之。

2. 名词解释

[1]陷经：经气下陷，漏下不止。

3. 解疑

胶姜汤未见具体方药。后世多认为是胶艾汤加干姜或阿胶和生姜，可兹参考。

十二、论述水血互结于血室证治

1. 原文图解及释义

> 若为蓄水证则小便不利而口渴，若为蓄血证则小便自利。此为小便微难而不渴，提示非单纯蓄水证或蓄血证

妇人少腹满如敦[1]状，小便微难而不渴，生后者，

> 妇人少腹胀满，此乃水血互结于血室

> 疾病发生在产后，提示病位在血室胞宫

此为水与血并结在血室也，大黄甘遂汤主之。

> 此乃水热互结于血室所致，治疗用大黄甘遂汤破血逐水

大黄甘遂汤方

| 攻瘀 | 逐水 | 养血扶正，防止大黄、甘遂伤正 |

大黄四两　甘遂二两　阿胶二两

上三味，以水三升，煮取一升，顿服之，其血当下。

> 服后内结之血当下

2. 名词解释

［1］敦（duì）：古代盛食物的器具，中部肥大，上下略锐。

十三、论述瘀血成实致经水不利证治

1. 原文图解及释义

> 以方测证，此乃瘀血内阻，经脉不利所致月经行而不顺畅。病情较土瓜根散证重

妇人经水不利下，抵当汤主之。

> 治用抵当汤破血逐瘀

抵当汤方

> 水蛭味苦性平有毒，虻虫味苦性凉亦有毒，二者合用，破血逐瘀通经力强

水蛭三十个（熬）　虻虫三十枚（熬，去翅足）　桃仁二十个（去皮尖）　大黄三两（酒浸）

> 桃仁、大黄亦能破血逐瘀

上四味，为末，以水五升，煮取三升，去滓，温服一升。

2. 拓展

本证月经行而不畅，因瘀结已成实证，故当伴少腹硬满疼痛拒按，小便自利，舌紫暗有瘀点、瘀斑，脉沉涩。治用抵当汤，该方用四味破血逐瘀药，且二味为虫类药，攻下瘀血力峻，需瘀结已成实方可用之。

十四、论述湿热带下外治法

1. 原文图解及释义

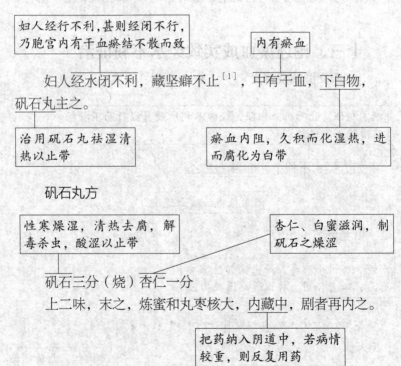

妇人经行不利，甚则经闭不行，乃胞宫内有干血瘀结不散而致

内有瘀血

妇人经水闭不利，藏坚癖不止[1]，中有干血，下白物，矾石丸主之。

治用矾石丸祛湿清热以止带

瘀血内阻，久积而化湿热，进而腐化为白带

矾石丸方

性寒燥湿，清热去腐，解毒杀虫，酸涩以止带

杏仁、白蜜滋润，制矾石之燥涩

矾石三分（烧）杏仁一分

上二味，末之，炼蜜和丸枣核大，内藏中，剧者再内之。

把药纳入阴道中，若病情较重，则反复用药

2. 名词解释

[1]藏坚癖不止: 胞宫内有坚硬积块不去。坚癖,指坚硬积块。

十五、论述妇人血凝气滞腹痛证治

原文图解及释义

> 六十二种风泛指一切致病外邪

妇人六十二种风，及腹中血气刺痛，红蓝花酒主之。

> 治疗用红蓝花酒活血祛瘀，利气止痛

红蓝花酒方（疑非仲景方）

> 红蓝花即红花，辛温，具有活血行瘀止痛之效

红蓝花一两

上一味，以酒一大升，煎减半，顿服一半。未止，再服。

> 用酒助行药力，加强红花温经通脉之效

十六、论述妇人肝脾不调腹中诸痛证治

原文图解及释义

> 妇人腹痛原因很多，但临证以情志不遂，致肝脾不调，肝失调畅则气郁血滞，脾失健运则湿由内生，气郁血滞湿阻，经脉不畅，则腹中疼痛

妇人腹中诸疾痛，当归芍药散主之。

> 治用当归芍药调肝脾、理气血、利水湿

十七、论述妇人脾胃阳虚里急腹痛证治

1. 原文图解及释义

以方测证，此妇人腹痛，乃脾胃虚寒不能温养所致

治用小建中汤温中补虚，缓急止痛

妇人腹中痛，小建中汤主之。

2. 拓展

此处腹痛特点为喜温喜按，并伴心悸、面色无华、四肢酸软、神疲乏力、纳少便溏、舌淡、脉细涩等症。

十八、论述妇人转胞证治

1. 原文图解及释义

妇人患转胞病

病在下焦，不在中焦脾胃，故饮食正常

问曰：妇人病，饮食如故，烦热不得卧，而反倚息者，何也？

胎重压迫，水道被阻致小便不利、少腹胀满，浊气不能正常下泄而上逆，故烦热不得卧，肺气不能肃降，只能倚靠呼吸，不能平卧

为何出现这些症状

师曰：此名转胞[1]，不得溺也。以胞系了戾[2]，故致此病，但利小便则愈，宜肾气丸主之。

治疗使小便通利，则诸证自愈，方宜用肾气丸

这病名叫"转胞"，并见小便不利

因膀胱及其脉络萦绕不顺而致发生此病

2. 名词解释

[1] 转胞：胞即膀胱。转胞为病名，以脐下急痛、小便

不通为主症，因与膀胱及其脉络萦绕不顺有关，故称之。

[2] 胞系了戾：膀胱之系萦绕不顺。

3. 解疑

转胞的病因、病机比较复杂，肾气亏虚致膀胱气化不利只是其中一种，脾虚中气下陷、肺虚通调失职、妊娠胎气上迫，或忍溺入房，都能导致本病，临床应辨证施治，如朱丹溪用补中益气汤，程钟龄用茯苓升麻汤，临床可供参考。

4. 拓展

本证治用肾气丸温肾化气利水，以方测证，证属肾气亏虚，故临床当见小便不利、少腹急迫或伴腰酸乏力、舌淡、脉沉弱。

十九、论述寒湿带下外治法

1. 原文图解及释义

苦温，暖宫除湿、杀虫止痒

以蛇床子散坐浴，温宫助阳，散寒燥湿

蛇床子散方，温阴中坐药。
蛇床子仁

白粉，一说为米粉，可作为外用药赋形剂；一说为铅粉，可杀虫

上一味，末之，以白粉少许，和令相得，如枣大，绵裹内之，自然温。

上药做成如枣大，棉裹纳阴中，直接温受邪之处

267

2. 拓展

以方测证，本证应有带下清稀、腰酸重坠、阴中瘙痒、自觉阴中冷等症状。

二十、论述下焦湿热导致阴中生疮的证治

1. 原文图解及释义

> 少阴脉候肾，肾司二阴。少阴脉滑数，提示湿热蕴结下焦

> 治疗用狼牙汤煎水洗外阴，以清热燥湿，杀虫止痒

少阴脉滑而数者，阴中即生疮，阴中蚀疮烂者，狼牙汤洗之。

狼牙汤方

狼牙三两

上一味，以水四升，煮取半升，以绵缠筯[1]如茧，浸汤沥阴中，日四遍。

> 把棉纱缠到筷子上像茧那么大浸泡药液往阴部患处淋洗，局部给药使药直达病所，取效较快

2. 名词解释

[1] 筯：筷子。

二十一、论述阴吹病因和证治

1. 原文图解及释义

> 胃肠燥结，腑气不通，浊气不能从肠道正常下行，遂从前阴下泄，而致阴中出气如矢气状，且连续不断

胃气下泄，阴吹[1]而正喧[2]，

此谷气之实也，膏发煎导之。

> 究其原因是胃肠燥结，腑实内结引起

> 治疗用膏发煎化瘀润肠通便，腑气通，则浊气下泄归于肠道，其病自愈

2. 名词解释

[1] 阴吹：病证名。指前阴吹气有声，如后阴矢气一样。

[2] 正喧：指前阴出气频繁，且声响连续不断。

二十二、论述痔虫蚀齿治方

原文图解及释义

> 小儿痔热生虫，致牙龈糜烂，或蛀蚀牙齿的治疗用方

小儿痔虫蚀齿方（疑非仲景方）❶

> 雄黄、葶苈子、猪脂等合用能行气活血、消肿杀虫

雄黄　葶苈

上二味，末之，取腊月猪脂熔，以槐枝绵裹头四五枚，点药烙之。

> 油脂刚溶化时，趁热烙患处，以杀虫

---

❶　有学者怀疑非仲景方。